Männer

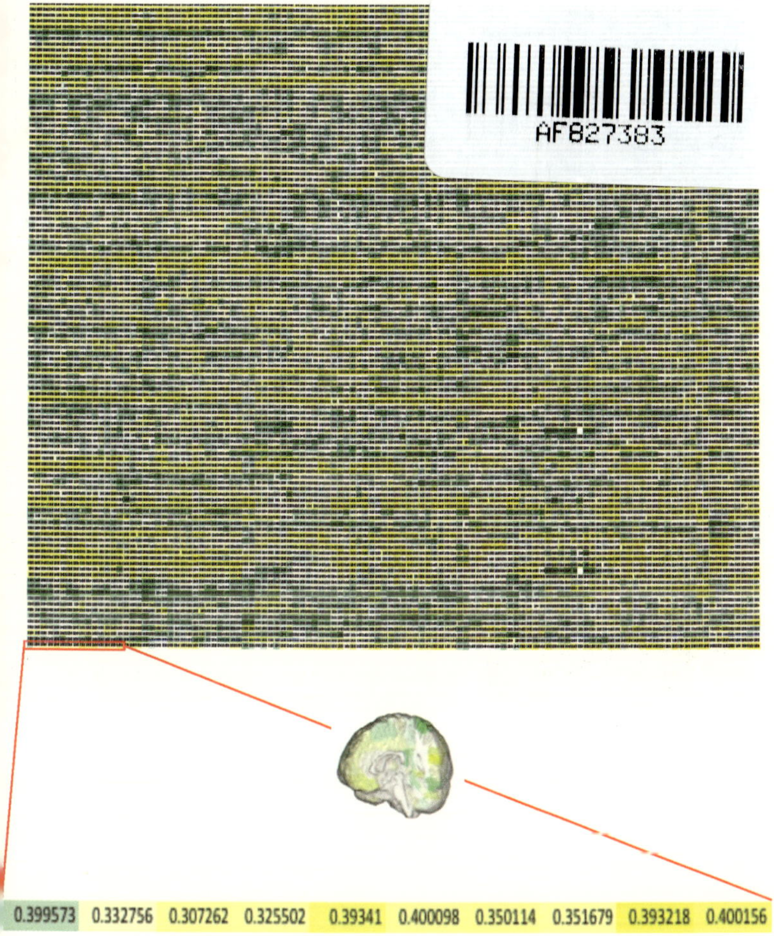

leicht erkennbar – in der Tabelle mit den Frauengehirnen ist mehr Grün zu sehen und in der mit den Männergehirnen mehr Gelb. Aber individuelle Gehirne sind selten vollständig gelb oder vollständig grün, sondern vielmehr einzigartige Mosaike aus Grün und Gelb.
(Genehmigte Rekonstruktion nach Abb. 3 in Joel et al., 2015)

dtv

Dr. Daphna Joel ist Dozentin für Neurowissenschaften und Psychologie an der Universität Tel Aviv. Sie ist eine Expertin im Bereich Gehirn, Geschlecht und Gender und eine gefragte Keynote-Speakerin auf Kongressen und Symposien auf der ganzen Welt.

Luba Vikhanski absolvierte das Science, Health and Environmental Reporting Program der New York University. Sie arbeitet als Wissenschaftsautorin am Weizmann Institute of Science, Israel, und ist Autorin mehrerer Bücher.

Daphna Joel
mit Luba Vikhanski

Das Gehirn hat kein Geschlecht

Wie die Neurowissenschaft die Genderdebatte revolutioniert

Aus dem Amerikanischen
von Johanna Wais

dtv

Ausführliche Informationen über unsere Autorinnen und Autoren und ihre Bücher finden Sie unter www.dtv.de

Dieses Buch ist auch als eBook erhältlich.

MIX
Papier aus verantwortungsvollen Quellen
FSC® C083411
FSC www.fsc.org

Deutsche Erstausgabe 2021
dtv Verlagsgesellschaft mbH & Co. KG, München

Titel der amerikanischen Originalausgabe: Gender Mosaic. Beyond the Myth of the Male and Female Brain
(Little, Brown Spark, Hachette Book Group, New York, 2019)

Redaktion: Dr. Kerstin Lücker
Umschlaggestaltung: hißmann, heilmann, hamburg
Layout und Satz: Uhl + Massopust, Aalen
Gesetzt aus der Skolar Latin
Druck und Bindung: CPI books GmbH, Leck
Printed in Germany · ISBN 978-3-423-28253-6

Für unsere Mütter

Vorbemerkung zur deutschen Ausgabe

Die zentrale These dieses Buches lautet, dass es *das* weibliche und *das* männliche Gehirn nicht gibt, sondern jeder Mensch ein einzigartiges Mosaik aus »männlichen« und »weiblichen« Eigenschaften besitzt. Um dies auf der sprachlichen Ebene zu spiegeln, haben wir uns in der deutschen Ausgabe dazu entschlossen, englische Ausdrücke, die keine weibliche oder männliche Endung besitzen, wie zum Beispiel *scientist* oder *researchers*, im Deutschen zu gendern.

In vielen Fällen verwenden wir den Genderstern, da er ein binäres Genderverständnis negiert und die sprachliche Gleichbehandlung aller Geschlechter anstrebt. Wenn auf eine Gruppe von Personen Bezug genommen wird, die alle weiblich oder alle männlich sind, wird die weibliche bzw. männliche Form verwendet. Bisweilen finden sich auch die männliche und weibliche Form eines Wortes in Kombination, beispielsweise wenn deutlich gemacht werden soll, dass an einer Studie sowohl Frauen als auch Männer teilnahmen. Das bedeutet jedoch nicht, dass sich die erwähnten Personen als ausschließlich weiblich oder als ausschließlich männlich identifizieren.

Diese Art zu gendern mag nicht perfekt sein. Doch wir denken, dass ein Nicht-Gendern einem Buch nicht gerecht würde, das die Einteilung von Menschen in zwei Geschlechter zur Diskussion stellt.

Dr. Daphna Joel, Luba Vikhanski und dtv

Inhalt

Teil 1

Geschlecht und Gehirn

Kapitel 1

Mein Erwachen

An einem Sommermorgen vor über zehn Jahren war ich mit meinen drei Kindern zu Hause, als ich draußen vor dem Mietshaus das Zischen eines geplatzten Wasserschlauchs hörte. Mit dem jüngsten auf dem Arm, damals noch ein Baby, lief ich in den Garten, bog das sprudelnde Ende des Gummischlauchs eines automatischen Bewässerungssystems nach oben, sodass das Wasser nicht weiter herauslaufen konnte, und schickte meine beiden älteren Kinder los, um einen nebenan wohnenden Freund zu holen. Er kam, und ich ging davon aus, dass er die Sache in die Hand nehmen würde, aber er stand nur da, offensichtlich ratlos. Da erst dämmerte mir, dass er genauso wenig Ahnung vom Klempnern hatte wie ich. Ich bat ihn, den abgeknickten Schlauch zu halten – und das Baby – und ging auf die Suche nach dem Haupthahn, um das Wasser abzudrehen.

Erst durch den überforderten Ausdruck auf dem Gesicht meines Freundes wurde mir meine eigene Voreingenommenheit bewusst. Ich muss zugeben, es war mir peinlich. Ich war immer eine Verfechterin der Gleichberechtigung gewesen und hatte geglaubt, mein Leben entsprechend zu führen.

Doch da stand ich nun und erwartete von einem Mann, einen technischen Notfall zu regeln.

Ungefähr zur selben Zeit bekam ich eine ausgezeichnete Gelegenheit, meine eigenen Gendervorurteile und die anderer Leute eingehend zu untersuchen: Eine Kollegin bat mich, ein Seminar über die Psychologie der Geschlechtsidentität zu übernehmen, das sie an der Universität Tel Aviv unterrichtet hatte. Zur Vorbereitung las ich ein Jahr lang Bücher und wissenschaftliche Aufsätze über die Entwicklung von Frauen und Männern vom Moment der Empfängnis an. Als Neurowissenschaftlerin interessierte mich besonders der Zusammenhang zwischen Geschlecht und Gehirn.

Bald erfuhr ich, dass viele Wissenschaftler*innen – genau wie andere Menschen auch – glauben, dass die Gehirne von Männern und Frauen sich grundsätzlich unterscheiden und dass dies wesentliche Unterschiede zwischen Mann und Frau auf fast jedem Gebiet bedingt, von kognitiven und emotionalen Fähigkeiten über Interessen und Vorlieben bis hin zum Verhalten. Selbsthilfebücher, die uns beibringen wollen, wie man mit dem anderen Geschlecht zurechtkommt und kommuniziert, basieren auf dieser Überzeugung.

Eine beliebte Version der Geschichte lautet: Das weibliche Gehirn verfügt über ein ausgeprägtes Kommunikationszentrum, einen großen Bereich, der für Emotionen zuständig ist, und es ist auf Empathie ausgerichtet. Beim männlichen Gehirn hingegen sind die Bereiche für Sexualität und Aggression besonders stark entwickelt, und es ist vor allem für systematisches Denken geeignet.

Diese Geschichte scheint uns eine fein säuberliche biologische Begründung für unsere Erfahrungen im täglichen Leben zu liefern. Sie erklärt, weshalb Frauen sensibler und emotionaler sind, Männer dagegen aggressiver und stärker sexuell orientiert, weshalb vor allem Frauen den Lehrberuf ergreifen und hauptsächlich Männer Ingenieure werden.

»Es sind die Hormone, Dummerchen«, sagt man uns. Im Mutterleib, so geht die Geschichte, sorgt eine gewaltige Welle an Testosteron, von den Hoden des männlichen Fötus produziert, dafür, dass sein Gehirn sich von der Standardversion - die weiblich ist - in ein männliches verwandelt. Mädchen werden also mit einem weiblichen Gehirn geboren und Jungen mit einem männlichen. Die übrigen Details der Geschichte variieren je nach Autor*in, aber sie alle erklären, warum Frauen und Männer sich entsprechend der herrschenden Geschlechterstereotype verhalten. Mädchen sind nett und einfühlsam, Jungen sind aggressiv und aktiv - weil diese oder jene Hirnregion bei Mädchen kleiner und bei Jungen größer ist oder weil sie mehr oder weniger von diesem oder jenem Hormon haben.

Überraschungen gibt es nicht. Egal, wie die Ergebnisse im Einzelnen aussehen, sie werden nie auf eine Art und Weise interpretiert, die den herrschenden Geschlechterstereotypen zuwiderläuft. Zum Beispiel glaubte man viele Jahre lang, dass die Amygdala, eine für Emotionen zentrale Gehirnregion, bei Männern im Durchschnitt größer sei als bei Frauen. Keiner behauptete jedoch jemals, Männer seien wegen der Größe ihrer Amygdala von Natur aus das gefühlvollere Geschlecht. (Neuere statistische Analysen haben gezeigt, dass sich die durchschnittliche Größe dieser Hirnregion bei Frauen und Männern nicht unterscheidet.[1])

Die Vorstellung eines männlichen gegenüber einem weiblichen Gehirn passt gut zu der populären Ansicht, dass Männer und Frauen verschiedenen Planeten entstammen – aber passt sie auch zu den wissenschaftlichen Befunden? Mein eigener Versuch, diese Frage zu beantworten, begann mit einer aufrüttelnden Studie, auf die ich vor ungefähr zehn Jahren bei der Vorbereitung auf das Seminar über die Psychologie der Geschlechter stieß.

Wussten Sie, dass dreißig Minuten Stress genügen, um das »Geschlecht« bestimmter Hirnregionen von männlich zu weiblich und umgekehrt zu verändern? Auch mir war das nicht klar gewesen. Die Lektüre dieser Studie veranlasste mich zu jahrelanger, umfangreicher Forschung, die das, was ich über Geschlecht, Gender und Gehirn dachte, vollkommen auf den Kopf stellte.

Nachdem ich Hunderte Hirnscans ausgewertet hatte, wurde mir bewusst, dass geschlechtsspezifische Unterschiede sich bei Individuen nicht einheitlich zu einem »männlichen« oder »weiblichen« Gehirn ergänzen. Man beachte, dass ich nicht behaupte, zwischen weiblichen und männlichen Gehirnen würden keine Unterschiede bestehen; ganz im Gegenteil, mein Team hat, genau wie viele andere, zahlreiche solcher Unterschiede dokumentiert. Was ich sagen will: Diese Unterschiede verbinden sich in jedem Gehirn zu einem einzigartigen Mosaik von Merkmalen, wovon einige häufiger bei Frauen auftauchen und andere bei Männern. Dieses Verständnis geht einher mit etwas, das viele Menschen sicher bereits wissen: Wir alle besitzen ein Patchwork aus »femininen« und »maskulinen« Charakterzügen. Aber meine Auffassung geht noch darüber hinaus, sie legt nahe, dass es so etwas wie ein »männliches« oder »weibliches« Gehirn nicht gibt - und entsprechend auch keine »männliche« oder »weibliche« Natur.

Bevor ich erläutere, wie ich zu der Idee des Gehirns als Mosaik kam und was das bedeuten könnte, möchte ich einige spannende Tatsachen über die Gehirne von Männern und Frauen vorstellen und zeigen, wie sich die Wahrnehmung dieser Fakten über die vergangenen Jahrhunderte hinweg gewandelt hat.

Kapitel 2

Eine Geschichte verdrehter Tatsachen

Als im siebzehnten und achtzehnten Jahrhundert überall in Europa egalitäre Ideen zu zirkulieren begannen, standen die Männer vor einem peinlichen Dilemma. Die neuen Prinzipien implizierten, dass alle Menschen, Frauen und Männer, von Natur aus gleich seien. Dieser Gedanke gefährdete die bestehende soziale Ordnung, in der Frauen ausschließlich in unterlegenen Rollen anzutreffen waren. Man befürchtete, Gleichberechtigung würde die Grundpfeiler der Gesellschaft ins Wanken bringen – und vor allem, dass gleichberechtigte Frauen den Männern nicht mehr zu Diensten stehen würden.

Molière parodierte diese Ängste 1672 in seiner Komödie *Die gelehrten Frauen*. Darin wettert der Ehemann gegen seine Frau und alle anderen, die sich mehr für die Wissenschaft als für ihre häuslichen Aufgaben interessieren: »[S]ie schreibt und träumt nur noch von Büchermacherei; kein Feld der Wissenschaft ist ihr zu hoch und tief [...] man weiß, wo jeder Stern auf seiner Bahn hinfliegt, Venus, Saturn und Mars [...] und mit dem ganzen Kram, den man im All studiert, weiß keine, was zur Zeit im Suppentopf passiert.«[1]

Die Wissenschaft war herausgefordert, den politischen Streit über die Rolle der Frauen in einer egalitären Gesellschaft zu lösen. In *Schöne Geister* schreibt Londa Schiebinger von der Stanford University, die Mission sei gewesen zu zeigen, dass nicht die Männer, sondern die Natur für die Ungleichheit der Geschlechter verantwortlich war. Schiebinger legt dar, wie die wissenschaftliche Erforschung der weiblichen und männlichen Anatomie - auch der Gehirne - zu einer politischen Angelegenheit wurde. Ohne das Axiom der Gleichberechtigung aufzugeben, beschäftigte man sich in medizinischen und wissenschaftlichen Kreisen zunehmend mit den Unterschieden zwischen den Geschlechtern. »Von nun an galten die Frauen im Verhältnis zum Mann nicht mehr einfach als *minderwertig*, sondern als fundamental *verschieden* und somit als *nicht mehr mit ihm vergleichbar*«, schreibt sie.[2]

Die geschlechtlichen Unterschiede zwischen Frauen und Männern sind offensichtlich, aber unterscheiden sich ihre Körper insgesamt und auch ihre Gehirne? Es stand eine Menge auf dem Spiel: Bejahte man diese Frage, konnte dies dazu verwendet werden, die ungleiche soziale Stellung von Frau und Mann zu begründen; eine Verneinung würde nahelegen, dass Frauen jahrhundertelang ungerechtfertigt unterdrückt worden waren und es großer gesellschaftlicher Umwälzungen bedurfte. Viele Philosophen und andere Denker - nahezu ausnahmslos Männer - tendierten dazu, das Ausmaß der Unterschiede so groß wie möglich zu fassen. Schiebinger zitiert einen französischen Mediziner aus dem achtzehnten Jahrhundert mit den Worten, die Natur mache »durch die besondere Form, die sie den Knochen der Frau gegeben hat, erkennbar, daß der Geschlechterunterschied sich nicht nur in ein paar wenigen oberflächlichen Unterschieden ausprägt, sondern vielleicht das Ergebnis von Unterschieden ist, die so zahlreich sind wie die Organe des menschlichen Körpers.«[3]

Die Wissenschaft wurde zum Austragungsort, wie geschaffen, um solche Debatten zu führen und zu entscheiden. Im Gegensatz zur Religion, die das Problem hatte, dass sie bis zur naturwissenschaftlichen Revolution der Neuzeit die Minderwertigkeit der Frauen vertreten hatte, galt die Wissenschaft als unparteiisch und insofern geeignet, objektive Argumente im Streit um die Fähigkeiten der Frauen zu liefern. »Vielleicht würde das Messer des Anatomen auch den Unterschied der Geschlechter freilegen und seine Grenzen endgültig umreißen«, schreibt Schiebinger, »vielleicht stellte sich heraus, daß alle Unterschiede, bis hin zu den geistigen, tatsächlich wäg- und meßbar waren.«[4]

In der Tat, schreibt Stephanie Shields von der Pennsylvania States University, wurden das Wiegen und Vermessen des Schädels und später des Gehirns – das inzwischen als Sitz des Geistes etabliert war – äußerst wichtig.[5] Im alten Griechenland hatte Galen die Hoden für den edelsten Körperteil gehalten – was absolut sinnvoll schien, weil sie nur beim »überlegenen« Geschlecht zu finden waren. Aber im siebzehnten Jahrhundert wurde das Gehirn als das vortrefflichste und göttlichste Organ angesehen: Sitz der Sinne, des

Verstands und des Urteilsvermögens. Daher war es absolut notwendig zu beweisen, dass Männer die leistungsstärkeren Gehirne hatten.

Anfangs schien das eine leichte Aufgabe zu sein. Der Schädel – von dem man die Größe des Gehirns ableiten zu können glaubte – war bei Frauen im Durchschnitt kleiner als bei Männern. Wie hätte sich die Minderwertigkeit der Frauen besser erklären lassen (nun, abgesehen davon, dass sie keine Hoden besaßen)?

Aber man hatte sich zu früh gefreut. Schließlich besitzt eine ganze Reihe von Tieren größere Schädel als wir. Die von Pottwalen zum Beispiel sind um einiges größer als die von Menschen. Wissenschaftler, die die Überlegenheit von Männern gegenüber Frauen beweisen wollten – aber sicher nicht die von Pottwalen gegenüber Menschen – suchten nach einem Weg, diese unbequeme Tatsache zu umgehen. Sie schlugen vor, dass vielleicht nicht die Größe des Schädels, sondern das Verhältnis von Schädel- zu Körpergröße entscheidend sei.

Doch auch damit erhielt man nicht die gewünschten Ergebnisse. Ja, schlimmer noch, einige Wissenschaftler fanden tatsächlich heraus, dass die Schädel von Frauen in Relation zum Gesamtgewicht ihres Körpers größer waren als die von Männern. Daraus schlossen diese Wissenschaftler jedoch keineswegs, dass Frauen deshalb intelligenter waren. Weiterhin unbeirrt auf der Jagd nach »wissenschaftlichen« Beweisen für die Dominanz des Mannes, legten einige Forscher ihre Ergebnisse so aus, dass sie die *geringere* Intelligenz der

Frau bewiesen. Frauen, so behaupteten sie, ähnelten Kindern, deren Schädel im Verhältnis zu ihrer Körpergröße ebenfalls ziemlich groß sind, was nur bedeuten konnte, dass Frauen weniger entwickelt und demzufolge intellektuell weniger qualifiziert waren als Männer.

Wenn ich heute auf die Geschichte der Hirnforschung zurückblicke, bin ich beeindruckt von der Kreativität, mit der wissenschaftliche Fakten verdreht wurden, um einer gesellschaftlichen oder politischen Agenda zu dienen. Gefiel Wissenschaftlern nicht, was sie herausfanden, interpretierten sie es häufig einfach anders oder nahmen Abstand von dem Messverfahren, welches das unerwünschte Resultat hervorgebracht hatte, und suchten stattdessen nach »besseren« Methoden. Shields zufolge wurden Berge von Papier im Streit über »richtige« Messungen für die Schädelgrößen von Männern und Frauen vollgeschrieben. War es das Verhältnis von Schädel- zu Körpergewicht? Oder war es eine Frage der Knochendichte des Schädels im Vergleich zum übrigen Skelett? Das Problem erwies sich als unlösbar: Bei bestimmten Verfahren waren die Ergebnisse »günstiger« für die Männer, bei anderen für die Frauen.

Die Vorstellung, dass größer besser ist, blieb weiterhin populär, als Wissenschaftler entdeckten, dass nicht nur der Schädel, sondern auch das Gehirn bei Männern durchschnittlich größer war als bei Frauen. Paul Broca, bedeutender Neurowissenschaftler des neunzehnten Jahrhunderts, gehörte zu denen, die sich diplomatischer ausdrückten, aber auch er vertrat entschieden diese Ansicht: »Wir können uns fragen, ob die geringe Größe des weiblichen Gehirns ausschließlich mit ihrer geringen Körpergröße zusammenhängt«, schrieb er 1861 in einem Wissenschaftsmagazin. »Aber wir dürfen nicht vergessen, dass Frauen durchschnittlich etwas weniger intelligent sind als Männer, ein Unterschied, den wir zwar nicht überbetonen sollten, der aber dennoch existiert.«[6] Der prominente Evolutionsbiologe George Romanes sagte es unverblümter: Die geringere Größe des weiblichen Gehirns sei verantwortlich für die geistige Unfähigkeit der Frauen, schrieb er 1887, was »sich überdeutlich in dem vergleichsweisen Mangel an Originalität zeigt, insbesondere bei intellektueller Arbeit auf höherem Niveau.«[7] Theodor von Bischoff, ein angesehener Biologe im neunzehnten Jahrhundert, ging sogar so weit zu behaupten, dass Frauen wegen ihrer kleinen Gehirne nicht die notwendigen geistigen Fähigkeiten für ein Studium besäßen und dass zu viel Bildung die Entwicklung der reproduktiven Organe heranwachsender Mädchen behindern könne.[8]

Diese älteren Versionen des Glaubens, weibliche und männliche Gehirne würden sich fundamental unterscheiden, erscheinen uns heute absurd. Heutzutage, da Frauen Männern in so vielen Studienbereichen zahlenmäßig überlegen sind, erscheint es absurd, dass Wissenschaftler glauben konnten, Frauen seien aufgrund der Größe ihres Gehirns ungeeignet, eine Universität zu besuchen. Verstehen Sie mich nicht falsch: Es ist nach wie vor so, dass weibliche Gehirne durchschnittlich kleiner sind als männliche. Geändert haben sich nicht die Gehirne, sondern die gesellschaftlichen Normen, die Frauen einst verboten oder sie davon abhielten zu studieren.

Während das Thema der Größe des Gehirns ein Eigenleben entwickelte, hatte sich die Suche nach wissenschaftlichen Erkenntnissen, die die Überlegenheit des männlichen über das weibliche Geschlecht beweisen sollten, in der Zwischenzeit auf ein neues Feld verlagert. Nachdem im neunzehnten Jahrhundert entdeckt worden war, dass verschiedene Hirnregionen unterschiedliche Funktionen haben, begannen Forscher, diese Regionen bei Frauen und Männern zu vergleichen. Es überrascht kaum, dass sie auch hier anatomischen Rückhalt für die höhere Intelligenz von Männern fanden.[9]

Ein großer Teil der Aufmerksamkeit richtete sich auf den Cortex, da dieser äußere Teil des Gehirns verantwortlich ist für bewusstes Handeln, Perzeption, Kognition, Sprache und Gedanken. Er besteht aus der sogenannten grauen Substanz, die Milliarden Nervenzellkörper enthält – die Neuronen. Unter dem Cortex befindet sich eine Schicht weißer Substanz, die hauptsächlich aus den Fasern besteht, welche die Neuronen verbinden. Der Cortex wird traditionell in vier Hauptlappen unterteilt, benannt nach den Schädelknochen, die sie schützen.

Als die Rolle des Frontallappens bei kognitiven Funktionen entdeckt wurde, wiesen viele Neurowissenschaftler rasch darauf hin, dass diese Lappen bei Männern größer und weiter entwickelt waren als bei Frauen. Dann behaupteten einige Neurowissenschaftler, der Sitz des Intellekts befinde sich in den Parietallappen an der Oberseite des Gehirns und nicht in den Frontallappen. Nun, da die Parietallappen für wichtiger erachtet wurden, revidierten einige Wissenschaftler prompt die Interpretation der anatomischen Befunde, sodass sie der allgemein anerkannten Vorstellung über die männliche Überlegenheit entsprachen.[10] Im Jahr 1895 zum Beispiel schrieb der amerikanische Psychologe George Thomas White Patrick in der *Popular Science Monthly*, dass »die Frontalregion nicht, wie bisher angenommen, bei Frauen kleiner, sondern relativ gesehen größer ist [...] Aber [...] eine besonders ausgeprägte Frontalregion deutet keineswegs auf intellektuelle Dominanz hin [...] in Wahrheit ist die Parietalregion die wichtigere.«[11]

Über hundert Jahre sind vergangen, seit diese Worte geschrieben wurden. In dieser Zeit haben Neurowissenschaftler*innen weitere Unterschiede zwischen den Gehirnen von männlichen und weiblichen Tieren und Menschen gefunden. Ich werde im nächsten Kapitel näher auf sie eingehen, hier aber vorweg ein paar Beispiele. Ein Großteil des Cortex ist im Durchschnitt bei Männern dünner als bei Frauen; Männer besitzen im Mittel einen geringeren Anteil an grauer Substanz und einen höheren an weißer Substanz. Hinzu kommt, dass Männer voluminösere Ventrikel haben – mit Flüssigkeit gefüllte Hohlräume in der Mitte des Gehirns (dies sind die dunklen Bereiche, die man auf medizinischen Scans sieht). Leser, die sich gefreut haben, dass Männer größere Gehirne als Frauen besitzen, sind vielleicht enttäuscht, dass bei Männern auch die Hohlräume größer sind.

Wenn Sie glauben – wie es die Wissenschaftler im neunzehnten Jahrhundert taten –, dass die Größe des Gehirns ausschlaggebend ist, ist es in der Tat seltsam zu erfahren, dass das größere Gehirn zugleich – wie soll ich es sagen? – mehr Leerstellen aufweist. Aber die Botschaft, die ich hier vermitteln möchte, ist, dass beide Geschlechter keinerlei Grund zur Beunruhigung haben. Männer kommen mit ihren größeren Ventrikeln genauso gut zurecht wie Frauen mit ihren kleineren Gehirnen.

Was *in der Tat* beunruhigend ist: Nach wie vor werden die Unterschiede zwischen den Geschlechtern herangezogen, um die fehlende Gleichberechtigung zwischen ihnen zu rechtfertigen. Heutzutage würde es niemand mehr wagen, auf biologische Vergleiche zwischen Ethnien oder sozialen Schichten zurückzugreifen, um Rassismus oder den ökonomischen Status der Armen zu verteidigen – wie es bis zum zwanzigsten Jahrhundert getan wurde –, aber immer noch werden die Unterschiede zwischen den Gehirnen von Mann und Frau bemüht, um die untergeordnete Stellung der Frau zu begründen. So drückt Schiebinger es aus: »Der angebliche Defekt weiblicher Gehirne hat sich über die Zeiten verändert: Im späten 18. Jahrhundert nahm man an, daß die weibliche Schädelhöhle zu klein sei, um ein leistungsfähiges Gehirn zu bergen; im 19. Jahrhundert behauptete man, daß übermäßige Gedankentätigkeit die Eierstöcke der Frauen verkümmern ließe. In unserem Jahrhundert [gemeint ist das zwanzigste] wurde die These aufgestellt, daß Besonderheiten in der rechten Gehirnhälfte Frauen möglicherweise unfähig machten, räumliche Verhältnisse wiederzugeben.«[12] Im einundzwanzigsten Jahrhundert geht die Suche nach dem »entscheidenden« Unterschied zwischen dem männlichen und dem weiblichen Gehirn weiter, und sie steht allzu häufig im Einklang mit historischen Mythen über die Verschiedenheit der Geschlechter.

Kapitel 3

Die Unterschiede häufen sich

Vor einigen Jahren nahm ich an einer wissenschaftlichen Diskussion teil: »SeXX oder SeXY: Ein Dialog über das weibliche und das männliche Gehirn«. Sie fand im Rahmen eines neurowissenschaftlichen Symposiums an der Standford University statt.[1] Meine Diskussionspartnerin Louann Brizendine argumentierte, Frauen seien Frauen, weil sie ein weibliches Gehirn besäßen, und Männer seien Männer, weil ihr Gehirn männlich sei – eine Position, die sie auch in ihren Büchern vertritt, die sich bestens verkaufen. Ich legte meine eigene Meinung dar, dass Menschen und ihre Gehirne aus einzigartigen Mosaiken »weiblicher« und »männlicher« Merkmale zusammengesetzt seien. Nach der Diskussion hörte ich, wie jemand zu einer der Organisatorinnen sagte: »Das Problem ist, dass Louann ein weibliches Gehirn hat und Daphna ein männliches.« Diese Person wollte damit wahrscheinlich sagen, dass Brizendine und ich wegen unserer unterschiedlichen Argumentationsstile nicht gut zusammen auftreten konnten.

Aber hier ist die Ironie. Diese Bemerkung untergrub die Ansicht, die Brizendine und viele andere vertreten – dass das männliche Gehirn durch den Einfluss eines hohen Testosteronspiegels im Mutterleib und im späteren Leben entstehe, wohingegen das weibliche Gehirn praktisch das Standardmodell sei, das sich bei niedrigem Testosteronspiegel im Mutterleib bilde und im weiteren Leben durch »weibliche« Hormone geprägt werde. Wenn das der Fall wäre, wie um Himmels willen hätte ich als typisch weiblich entwickelte Frau, die später durch drei Schwangerschaften und insgesamt drei Jahre des Stillens hohen Mengen »weiblicher« Hormone ausgesetzt war, ein männliches Gehirn besitzen sollen?

Ironie beiseite, die Überzeugung »männliche Gehirne sind *so* und weibliche *so*« ist nach wie vor ungeheuer weit verbreitet, in der Wissenschaft ebenso wie in der breiten Öffentlichkeit. Heute – genau wie in vergangenen Jahrhunderten – herrscht die allgemeine Überzeugung, dass die Unterschiede zwischen den Gehirnen von Männern und Frauen ursächlich für angebliche fundamentale Differenzen zwischen den Geschlechtern sind. Kein Wunder, dass dieses Forschungsgebiet so intensiv beackert wird. Ein Forschungsüberblick über wissenschaftliche Literatur, der 2014 in *Neuroscience & Biobehavioral Reviews* veröffentlicht wurde, listete 5600 Studien des vergangenen Vierteljahrhunderts, in denen das Volumen und die Dichte verschiedener Hirnregionen von Männern und Frauen verglichen wurden.[2]

Inzwischen wurden Hunderte von vermeintlich geschlechtsbedingten Unterschieden im Gehirn entdeckt. Die Gehirne von Frauen und Männern divergieren sowohl in der

Gesamtgröße als auch in der Größe bestimmter Regionen. (Viele der letztgenannten Unterschiede lösen sich auf, wenn man die Gesamtgröße des Gehirns berücksichtigt, andere werden abgeschwächt oder umgekehrt - das heißt, eine Region mag im Durchschnitt bei Frauen kleiner sein, kann aber relativ zur Größe ihres Gehirns dennoch größer sein.)[3] Der technologische Fortschritt erlaubt es Forscher*innen, zunehmend tiefer und detaillierter in das Innere des Gehirns vorzudringen, und so wurden Unterschiede zwischen den Geschlechtern auch in verschiedenen Systemen chemischer Botenstoffe, sogenannter Neurotransmitter, entdeckt. Darüber hinaus wurden Unterschiede in der Mikroanatomie des Gehirns festgestellt - in der neuronalen Struktur und der Dichte der Rezeptoren, jener Moleküle, welche die Neurotransmitter binden.

Man beachte, dass dies alles durchschnittliche Unterschiede sind - sie treten in Erscheinung, wenn Frauen und Männer als Gruppen verglichen werden, jedoch nicht notwendigerweise, wenn man die Individuen vergleicht. Wir können zum Beispiel feststellen, dass eine bestimmte Hirnregion im Durchschnitt bei der männlichen Gruppe größer ist als bei der weiblichen. Aber wenn wir uns die Individuen anschauen, werden wir ziemlich viele Übereinstimmungen entdecken - nämlich, dass dieser Teil des Gehirns bei vielen Frauen und Männern gleich groß ist; zudem wird er bei einigen Frauen groß, bei einigen Männern hingegen klein sein. Das gilt für die meisten bekannten Differenzen in der Gehirnstruktur beider Geschlechter. Die durchschnittlichen

Verschiedenheiten sind gering, und es bestehen viele Gemeinsamkeiten zwischen Männern und Frauen.[4]

Einige Wissenschaftler*innen behaupten jedoch, die Gehirnstruktur möge sich zwar nur geringfügig unterscheiden, dennoch könnte dies verantwortlich für größere Unterschiede in der Funktion des Gehirns sein, mit anderen Worten: Die Gehirne von Frauen und Männern, obgleich strukturell ähnlich, könnten unterschiedlich *funktionieren*. Das ist der Hintergrund von Studien, die darauf abzielen, geschlechtsgebundene Abweichungen in den Mustern der Gehirnaktivität bei verschiedenen geistigen Aufgaben zu entdecken.

In Wirklichkeit sind die Muster der Hirntätigkeit bei Frauen und Männern ähnlich. Viele Studien, die darauf ausgelegt waren, derartige Unterschiede zu finden, blieben ergebnislos. Wurde doch einmal einer entdeckt, dann in der Regel in der Funktion einzelner Hirnregionen, die an der Durchführung der Aufgabe beteiligt waren, während andere bei beiden Geschlechtern in ähnlicher Weise aktiviert waren. Das Problem ist, dass diese Gleichförmigkeit in den meisten Fällen nicht erwähnt wird, wohingegen die Unterschiede sowohl in wissenschaftlichen als auch allgemeinen Medien viel Aufmerksamkeit bekommen.

Genau dies geschah mit einer verbreiteten Theorie: Frauen würden beim Verarbeiten von Sprache stärker als Männer beide Gehirnhälften benutzen. In einer 1995 in *Nature* publizierten Studie verwendeten Forscher*innen der Yale University zum Beispiel eine Methode, die funktionelle

Magnetresonanztomografie genannt wird, um die Hirnaktivität von neunzehn Frauen und neunzehn Männern zu messen, die drei sprachbezogene Aufgaben erfüllen mussten.[5] In ihrem wissenschaftlichen Aufsatz schenkten die Forscher*innen den beiden Aufgaben, bei denen sie keine Differenzen zwischen Männern und Frauen feststellten – Buchstabenerkennen und Wörter nach Bedeutung in Gruppen ordnen –, wenig Beachtung. Stattdessen berichteten sie detailliert über die dritte Aufgabe – Reimen –, bei der sie einen geschlechtsspezifischen Unterschied feststellten: Männer aktivieren eine Reihe von Hirnregionen der linken Gehirnhälfte, während Frauen dieselben Regionen auf beiden Seiten aktivieren. Die Gehirnscans für das Reimen, bei denen divergierende Muster sichtbar wurden, waren dem Aufsatz hinzugefügt worden, die Scans für die anderen beiden Aufgaben nicht.

Die Studie erzeugte viel Wirbel – sie passte gut zu den Stereotypen der Geschlechterunterschiede, die angeblich so weit reichen, dass sogar die Gehirne von Frauen und Männern anders mit bestimmten Aufgaben umgehen. Manche werden sich an die Schlagzeilen und Fernsehberichte erinnern. Hier ein recht dramatisches Beispiel aus der *New York Times:* »Studie enthüllt: Männer und Frauen benutzen Gehirn unterschiedlich.«

Eine Reihe weiterer Studien zeigte keine konstanten Unterschiede in der Hirnaktivität bei Frauen und Männern, die verschiedene sprachbezogene Aufgaben durchführten. (Wie derart stark voneinander abweichende Ergebnisse entstehen, ist auch ein interessantes Thema; ich werde darauf in Kapitel 8 eingehen.) In dem Versuch, die Kontroverse zu lösen, untersuchten Wissenschaftlerinnen vom Medizinischen Zentrum der Universität Utrecht (UMC) die Resultate von sechsundzwanzig Studien zu dem Thema in einer Meta-Analyse. Ihr Fazit, 2008 in der Zeitschrift *Brain Research* veröffentlicht, lautete, dass kein Beweis für geschlechtsgebundene Unterschiede in der Verarbeitung von Sprache erbracht wurde.[6] Erinnern Sie sich an Medienberichte dazu? Ich auch nicht.

Eine derart selektive Berichterstattung, in der die Unterschiede hervorgehoben und die Ähnlichkeiten ignoriert werden, geschieht in der Regel nicht bewusst. Sie geschieht, weil es viel interessanter ist, über Unterschiede zu schreiben als festzuhalten, dass keine entdeckt wurden. Letztendlich entsteht dadurch jedoch der Eindruck, dass die Unterschiede zwischen den Geschlechtern viel größer sind, als es tatsächlich der Fall ist.

Indes argumentieren einige Wissenschaftler*innen, selbst wenn jeder einzelne Unterschied gering ist und es nur wenige von ihnen gibt, addierten sie sich zusammen doch zu einer großen Andersartigkeit von Frauen und Männern. Das ist es, was die meisten Menschen glauben, und sei es nur implizit. Deshalb wurde, als man in den vergangenen Jahrzehnten mehr und mehr geschlechtsspezifische Varianten in puncto Gehirnstruktur und -funktion entdeckte, die Überzeugung immer stärker, es gäbe tatsächlich männliche und weibliche Gehirne. Alle hielten es für ausgemacht, dass diese Unterschiede zusammen zwei verschiedene Arten von Gehirnen ergäben, ein weibliches und ein männliches. Aber stimmt das?

In diesem Buch werde ich darlegen, weshalb ich denke, dass dies nicht der Fall ist. Bestimmte Merkmale unterscheiden sich, im Durchschnitt, zwischen Männern und Frauen, aber im Allgemeinen summieren sich Merkmale, die häufiger bei Frauen vorkommen, nicht einheitlich in jedem weiblichen Gehirn, genauso wenig wie sich die Eigenarten, die durchschnittlich eher bei Männern zu finden sind, bei jedem einzelnen Mann zeigen. Im Gegenteil, diese Unterschiede *vermischen* sich, sodass menschliche Gehirne – genau wie psychologische Charakteristika und Verhaltensweisen – Mosaike von Merkmalen darstellen, von denen einige vermehrt bei Frauen auftreten, andere bei Männern. Diese Schlussfolgerung hat nichts zu tun mit dem heiklen Thema, weshalb einige Merkmale bei einem Geschlecht verbreiteter sind als andere.

Kapitel 4

Anlage oder Umwelt?

In einer Folge der BBC-Autosendung *Top Gear*, die ich zufällig sah, begleitete der Moderator ein Paar in den Vierzigern bei einer Probefahrt seiner Sportlimousine. Während der ganzen Fahrt ließ die zierliche, feminine Frau sich über die Kraftübertragung des Fahrzeugs aus, über den Hubraum und verschiedene andere technische Eigenschaften. Die Miene des Moderators, der ihrem äußerst sachkundigen Vortrag lauschte, veränderte sich von ungläubigem Staunen zu der eines gewieften Entertainers, dem es gelungen ist, seinem Publikum ein sprechendes Pferd vorzuführen.

In der Tat kennen Männer sich im Allgemeinen besser mit Autos aus als Frauen, und sie sind erfolgreicher darin, Automarken zu erkennen. Müssten wir das neuronale Netz für Auto-Expertentum identifizieren, würden wir vielleicht Unterschiede zwischen Männern und Frauen finden. Aber auch wenn das der Fall sein sollte, würde dies auf eine angeborene Differenz zwischen Mann und Frau hindeuten oder auf ein im Durchschnitt für die Dauer des Lebens unterschiedlich starkes Interesse an Autos?

Solche Fragen ergeben sich im Hinblick auf alle Unterschiede von Männer- und Frauengehirnen. Sind sie durch die Natur festgelegt (also durch angeborene, vorprogrammierte biologische Faktoren), oder entstehen sie durch die Erziehung (das heißt, durch die Umwelt, in der wir aufwachsen und leben)? Das ist der Kern der »Anlage oder Umwelt«-Debatte.

Was das Gehirn angeht, scheinen wir der Natur einen besonderen Status einzuräumen, viel mehr als bei anderen Teilen unserer Anatomie. Zum Beispiel haben Menschen, die draußen an der Sonne arbeiten, durchschnittlich einen dunkleren Teint als solche, die ihren Arbeitstag im Büro verbringen, aber wir schließen daraus nicht, dass Menschen mit dunklerer Haut lieber im Freien tätig sind und Menschen mit hellerer Haut lieber im Büro – wir wissen ja, dass die Haut dunkler wird, wenn sie der Sonne ausgesetzt ist. Trotzdem nehmen wir normalerweise an, dass ein Unterschied in der Hirnstruktur oder -funktion die Ursache für verschiedene Verhaltensweisen ist und ziehen selten in Betracht, dass es auch andersherum sein könnte.

Interessanterweise unterscheiden sich die Gehirne von weiblichen und männlichen Neugeborenen in Struktur und Funktion kaum, abgesehen davon, dass männliche Gehirne insgesamt im Schnitt bis zu 6 Prozent größer sind.[1] Das schließt nicht aus, dass später festgestellte geschlechtliche Unterschiede im Gehirn vorprogrammiert sind. Die Form der weiblichen und männlichen Brust beispielsweise ist vor der Adoleszenz ja auch dieselbe. Aber wenn die Gehirne von Frauen und Männern erst später im Leben voneinander abweichen, bedeutet dies, dass sie zumindest teilweise die unterschiedlichen Erfahrungen reflektieren können, die Frauen und Männern in ihrem Leben machen.

Unser Gehirn ist keine unveränderliche, fest verdrahtete Maschine, es ist vielmehr äußerst formbar und wandelt sich ein Leben lang – diese wunderbare Eigenschaft wird Plastizität genannt. Deshalb wird nicht nur unser Verhalten durch unser Gehirn beeinflusst, sondern unser Verhalten beeinflusst umgekehrt auch das Gehirn.

Vielleicht haben Sie von den Studien mit Londoner Taxifahrern[2] gehört, die zu dem Ergebnis kamen, dass sich durch das jahrelange Einprägen Hunderter Strecken und Straßennamen das Volumen des Hippocampus vergrößert hat – eine neuronale Struktur, die wichtig ist für das räumliche Denken. Dass sie sich ständig durch ein komplexes städtisches Straßennetz navigieren mussten, hatte die Gehirne der Fahrer gezwungen, sich an die anspruchsvollen räumlichen Erfahrungen anzupassen. Aber auch viel kürzere Eindrücke können zu messbaren Veränderungen im Gehirn führen. In einer Studie, die am National Institute of Mental Health in den Vereinigten Staaten durchgeführt wurde, wurde eine Gruppe Erwachsener dazu aufgefordert, täglich eine Viertelstunde lang ihre Finger in einer festgelegten Reihenfolge nacheinander an den Daumen zu tippen. Nach nur drei Wochen dieser Übung war der Teil des Cortex, der bei dieser Bewegung aktiviert wird, gewachsen.[3]

Damit nicht der Eindruck entsteht, dass mehr immer gleichbedeutend ist mit besser, möchte ich eine weitere

Studie ansprechen, von Forscher*innen des Georgetown University Medical Center. Sie fanden heraus: Wenn Kinder geübtere Leser*innen werden, werden manche der neuronalen Netze, die für das Lesenlernen relevant waren, weniger aktiv, und die Kinder verlassen sich zunehmend auf andere Hirnregionen.[4]

Man stelle sich nur einmal vor, in welchem Ausmaß und auf welch komplexe Art und Weise die Gehirne von Mädchen und Jungen, Frauen und Männern durch die verschiedenen Erfahrungen, die sie machen, geformt werden können. In unserer Gesellschaft, in der Jungen und Mädchen vom Moment ihrer Geburt an ungleich behandelt werden und in der erwartet wird, dass sich Geschlechterdifferenzen im Verhalten niederschlagen, ist es unmöglich zu sagen, ob ein bei Frauen und Männern unterschiedliches Merkmal des Gehirns, eine kognitive Fähigkeit oder ein Verhalten angeboren (vorprogrammiert) ist oder das Ergebnis von Erfahrungen und äußeren Einflüssen.

Weibliche Babys schneiden zum Beispiel in Sprachtests in der Regel besser ab als männliche. Man könnte annehmen, dass ein so früh im Leben auftretender Vorteil eine angeborene Verschiedenheit zwischen weiblichen und männlichen Babys darstellen sollte – bis man erfährt, dass einer der wichtigsten Faktoren bei der Entwicklung von sprachlichen Fähigkeiten ist, dass mit den Babys gesprochen wird, und dass Eltern dazu neigen, dies mit weiblichen Babys mehr zu tun als mit männlichen. Wie können wir also sagen, ob die Mädchen tatsächlich aufgrund ihres biologischen Geschlechts sprachlich überlegen sind oder aufgrund von Unterschieden in der Behandlung der Geschlechter?

Im allgemeinen Sprachgebrauch werden die Begriffe »Geschlecht« und »Gender« häufig benutzt, als wären sie austauschbar, aber seit den 1970er-Jahren haben sie in der Wissenschaft unterschiedliche Bedeutungen. *Geschlecht* bezieht sich auf die biologischen Merkmale, die damit einhergehen, dass ein Mensch männliche oder weibliche Genitalien hat, und *Gender* bezeichnet die sozialen Merkmale. Üblicherweise beinhaltet Geschlecht eine genetische Komponente – besitzt ein Individuum zwei X-Chromosomen oder ein X- und ein Y-Chromosom – und eine hormonelle, wobei es um Hormone wie Testosteron, Östrogen und Progesteron geht.

Das Konzept von Gender bezog sich ursprünglich auf Eigenschaften, die jeweils für Männer oder Frauen als angemessen galten – also Maskulinität für Männer und Femininität für Frauen –, aber in den vergangenen Jahrzehnten wurde der Begriff ausgeweitet, sodass Gender inzwischen auch als soziales System verstanden wird, das Aspekte unseres Lebens wie Zugang zu Macht und Beziehungen zu anderen Menschen betrifft. In modernen westlichen Gesellschaften verfügen Männer als Gruppe über mehr wertvolle Ressourcen wie Land und Geld, bilden die Mehrheit in den Gesetzgebungsorganen und genießen einen höheren sozialen Status als Frauen.

Als ich mehr über dieses aktuelle Verständnis von Gender erfuhr, wurde mir klar, dass die den Geschlechtern zugeschriebenen Wesenszüge keineswegs willkürlich sind, genau wie feministische Wissenschaftlerinnen es schon lange behaupten. Qualitäten, die mit Männern assoziiert werden, sind charakteristisch für die dominante Gruppe: Stärke, Willenskraft, Ehrgeiz, Konkurrenzdenken, Aggressivität. Mit Frauen dagegen werden die Eigenschaften der untergeordneten Gruppe assoziiert: Schwäche, Sanftheit, Freundlichkeit, Sensibilität, Wärme, Empathie, Fürsorglichkeit.

Sehr anschaulich sind diese Ungleichheiten zwischen den Geschlechtern in der Werbung. In seinem Buch *Geschlecht und Werbung*, 1976 in den USA erschienen, zeigt der Soziologe Erving Goffman, wie Anzeigen die Dominanz der Männer und die Untergebenheit der Frau reflektieren. In über fünfhundert Werbefotos, die er analysiert hat, werden Frauen häufiger als Männer dargestellt, wie sie keusch ein Knie beugen oder den Körper oder Kopf neigen, eine Haltung, die »als bereitwillige Unterordnung, als Ausdruck von Demut oder Unterwerfung, der Liebenswürdigkeit oder Beschwichtigung« interpretiert werden kann.[5] In Anzeigen, die soziale Interaktion abbilden, belehren Männer häufiger Frauen, als dies umgekehrt der Fall ist, und sie werden tendenziell an einer höheren Stelle im Bild platziert als Frauen, was einen höheren gesellschaftlichen Status symbolisiert. Goffman argumentiert, dass diese Darstellungen nicht die »wahre Natur« von Männern und Frauen abbilden, sondern zeigen, inwieweit die Kultur definiert, »wie wir unsere Natur letztlich begreifen und wie oder wo wir diese Natur zeigen sollen.«[6] Seit dem Erscheinen von Goffmans Buch haben sich die Dinge vielleicht ein wenig geändert, aber ein auf seiner Arbeit beruhender Dokumentarfilm, *The Codes of Gender*, der 2010 herauskam, wartet mit zahlreichen aktuellen Beispielen von Werbung auf, die Männer in dominanten und Frauen in untergeordneten Posen zeigt.

Gender beeinflusst nicht nur unser Verhalten, sondern auch verschiedene Aspekte unserer Physiologie. Zum Beispiel hängt die durchschnittliche Muskelmasse bei Frauen und Männern teilweise von ihrer Geschlechtszugehörigkeit ab, teilweise aber auch von den Geschlechterrollen, die Frauen und Männern traditionell unterschiedliche Normen für körperliche Arbeit und Training vorgeben. Grob gesagt wird von Jungen und Männern erwartet, dass sie stark und athletisch sind, dass sie Gewichte heben oder zumindest so aussehen, als könnten sie es. Bei Mädchen und Frauen wird im Allgemeinen davon ausgegangen, dass sie nicht nur charakterlich sanfter sind, sondern auch in ihrem Aussehen, und zwar in einem Maße, dass manche sich Sorgen machen, sie könnten zu kräftig werden, wenn sie viel Sport treiben.

Sogar bestimmte Merkmale des Geschlechts,[7] wie zum Beispiel die hormonelle Komponente, werden durch Gender beeinflusst.[8] Der Testosterongehalt im Blut zum Beispiel, der generell als »Essenz« der Maskulinität betrachtet wird, ist zahlreichen äußeren Faktoren unterworfen, von denen einige mit Gender zu tun haben. Konkurrenzdenken – von Männern häufig erwartet, bei Frauen nicht gern gesehen – verändert den Testosterongehalt.[9]

Und, wie ich bei meiner Lektüre herausgefunden habe, hat die Geschlechtsidentität Auswirkungen auf das Gehirn. Zum

Beispiel wird in der Regel davon ausgegangen, dass Mütter und Väter verschiedene Erziehungsstile haben. Aber sind diese Unterschiede tatsächlich biologisch festgelegt, oder werden sie von den Rollen diktiert, die Frauen und Männern in unserer Gesellschaft zugeschrieben werden? Eine vielzitierte Studie, 2014 in den *Proceedings of the National Academy of Sciences, USA* erschienen, führte Ruth Feldman von der Bar-Ilan Universität in ihrem Labor durch. Sie und ihr Team fanden heraus, dass bei heterosexuellen Paaren, die ihr Erstgeborenes aufziehen, leichte Unterschiede in den Mustern der Hirnaktivität bei Müttern und Vätern zu sehen waren.[10] Interessanterweise stellten sie bei homosexuellen Vätern, die als primäre Bezugspersonen für ihre Babys agierten, Ähnlichkeiten mit *beiden* heterosexuellen Elternteilen fest. Mit anderen Worten, die Art und Weise, wie die Gehirne von Männern in der Studie auf die Elternschaft reagierten, hing zumindest teilweise von der Elternrolle ab, die sie einnahmen, und diese ist gemeinhin durch Gender bestimmt.

Mit Gender zusammenhängende Erfahrungen prägen das Gehirn also definitiv, das bedeutet jedoch nicht, dass das Geschlecht keinerlei Einfluss hat. Um jedoch zu beweisen, dass das Geschlecht und nicht die Geschlechts*identität* für Unterschiede verantwortlich ist, die im Laufe des Lebens auftreten, müssten wir die Gehirne von Männern und Frauen vergleichen, die ihr ganzes Leben in einer genderlosen Gesellschaft verbracht haben. Selbst wenn wir ein so unglaubliches Experiment durchführen könnten – was würden wir mit den Ergebnissen anfangen?

Wenn wir entdeckten, dass eine Mutation Schwierigkeiten beim Lesenlernen erzeugt, würden wir aufhören, Kindern mit dieser Mutation das Lesen beizubringen? Wahrscheinlich würden wir im Gegenteil unser Wissen nutzen, um diese Kinder so früh wie möglich zu identifizieren, und unser Bestes tun, um ihnen zu helfen, den Nachteil, mit dem sie auf die Welt gekommen sind, zu überwinden. Warum sollten wir geschlechtlich bedingte Unterschiede anders behandeln? Würden wir entdecken, dass bestimmte angeborene Merkmale des Gehirns Menschen dazu prädisponieren, gewalttätig zu werden, und dass diese häufiger bei Jungen als bei Mädchen auftreten, sollte diese Entdeckung unsere Gewalttoleranz erhöhen? Gewiss nicht. Ich denke, vielmehr würden wir den Kindern, die mit diesem Merkmal geboren wurden, besonders helfen, ihre gewalttätigen Tendenzen in den Griff zu bekommen. Die biologische Basis für Gewalt zu kennen, erlaubt uns vielleicht, bessere Interventionsmethoden für diese Kinder zu entwickeln. Aber sie würde ihnen keine Lizenz zum Töten geben.

Leider scheint die fortwährende Auseinandersetzung mit dem Ursprung der Geschlechterunterschiede nicht von dem Wunsch getrieben, das Leben der Menschen zu verbessern, sondern, genau wie in vergangenen Jahrhunderten – größtenteils unbewusst – von dem Bedürfnis auszugehen, die soziale Ungleichbehandlung der Geschlechter zu rechtfertigen.

Ich hoffe, ich konnte Sie davon überzeugen, dass die Frage »Anlage oder Umwelt?« ein unlösbares Dilemma darstellt, und dass sie viele Leute aus dem falschen Motiv heraus beschäftigt, nämlich dem, die bestehende gesellschaftliche Ordnung zu bewahren. Aber der wahre Grund, weshalb ich keinen Sinn darin sehe, auf diesem Thema herumzureiten, ist, dass es keinerlei Einfluss auf die zentrale Frage hat: Gibt es Gehirne in zwei Formen, weiblich und männlich?

Um sie zu beantworten, müssen wir bestimmen, ob die diversen Geschlechterunterschiede im Gehirn – woher auch immer sie stammen mögen – sich immer auf dieselbe Weise zu zwei verschiedenen Hirntypen zusammenfügen: weiblichen und männlichen. Weiter gefasst: Bedeuten Unterschiede in den psychologischen Eigenarten der Geschlechter, dass es zwei Arten von Menschen gibt?

Teil 2

Das menschliche Mosaik

Kapitel 5

Gehirne im Fluss

Eine enge Freundin von mir - ich nenne sie Lisa - hat genau wie ich drei Kinder. »Die drei sind solche Mädchen!«, sagte sie immer, als die drei heranwuchsen. Ella, die Älteste, Philosophiestudentin, ist warmherzig und verträumt. Als kleines Kind konnte sie sich stundenlang still selbst beschäftigen, erzählte sogar ihrem Gemüse Geschichten, bevor sie es aß. Die mittlere Tochter, Odelia, ist hervorragend darin, kaputte Dinge zu reparieren, und eine geborene Betreuerin: Im Kindergarten kümmerte sie sich um die Kleineren, knöpfte ihnen die Mäntel zu, bevor sie nach Hause gingen. Lisas jüngste Tochter, Andrea, war als Kind ein Wildfang: Noch bevor sie laufen konnte, kletterte sie auf dem Spielplatz auf Rutschen. Sie ist eine Make-Up-Künstlerin, kleidet sich gerne fantasievoll und möchte Schauspielerin werden.

Indem Lisa ihre Töchter als »typische Mädchen« beschreibt, konzentriert sie sich bei jeder von ihnen auf einen bestimmten »mädchenhaften« Charakterzug. Ihr ist durchaus klar, dass jede Tochter zudem typisch »jungenhafte« Eigenschaften besitzt, auch hier sind es wieder bei jeder von ihnen andere. All ihre Töchter weisen also eine einzigartige

Mischung aus »femininen« und »maskulinen« Wesenszügen auf - genau wie die meisten Menschen.

Können wir angesichts einer solchen Vielfalt die Menschen in nur zwei Typen einteilen, in »weiblich« und »männlich«? Der Form ihrer Genitalien entsprechend ist es sicher möglich, die meisten Menschen einem Geschlecht zuzuordnen, aber gilt diese Klassifizierung auch über die Genitalien hinaus für das Gehirn und die Persönlichkeit?

Alle Geschlechtsorgane, innere wie äußere, existieren in aller Regel in zwei unterschiedlichen Varianten, einer weiblichen und einer männlichen: Klitoris und Penis, äußere Schamlippen und Hoden. Diese Organe sind bei einer Person üblicherweise *einheitlich*. Hat jemand einen Penis, besitzt er im Allgemeinen auch Hoden und weitere männliche Geschlechtsorgane, jedoch keine Vagina. Ein Mensch mit Vagina hat normalerweise auch eine Gebärmutter und andere weibliche Geschlechtsorgane, aber keinen Penis.

Nun stelle man sich vor, dreißig Minuten Stress würden die äußeren Schamlippen in Hoden verwandeln oder umgekehrt. Oder dass Frauen mit einem Penis statt einer Klitoris geboren würden, wenn ihre Mütter während der Schwangerschaft unter Stress standen, während Männer mit einer Klitoris anstelle eines Penis zur Welt kämen, wären *ihre* Mütter während der Schwangerschaft gestresst gewesen. In einer solchen Welt würde man die äußeren Schamlippen nicht als weibliches Organ oder den Penis als männliches betrachten, denn sie würden ja bei beiden Geschlechtern auftreten. Von weiblichen und männlichen Genitalien zu sprechen, würde keinen Sinn ergeben, weil viele Menschen verschiedene Kombinationen von Geschlechtsorganen besäßen, nicht nur die beiden häufigsten. (Ich sage »die häufigsten«, weil es weitere Arten von Geschlechtsorganen gibt – ungefähr ein Prozent der Menschen besitzt intersexuelle Genitalien, die weder eindeutig der weiblichen noch der männlichen Kategorie zuzuordnen sind –, aber die meisten Menschen haben ein klar als weiblich oder männlich erkennbares Set von Geschlechtsorganen.)

Genitalien verändern sich beim Menschen nicht auf die beschriebene Weise. Der Stress unserer Mutter in der Schwangerschaft oder später unser eigener Stress kehren nicht die Form unserer Geschlechtsorgane von männlich zu weiblich um oder andersherum. Stress wandelt jedoch das »Geschlecht« bestimmter Merkmale unseres Gehirns um.

Das ist genau die in Kapitel 1 erwähnte verblüffende Entdeckung, die mein Denken über Geschlecht und Gehirn grundlegend veränderte. Ich las darüber in einer Ausgabe des *Journal of Neuroscience* aus dem Jahr 2001. Dort ging es um eine Studie mit Ratten, die Tracey Shors und Kolleg*innen an der Rutgers University durchführten.[1] Diese Studie zeigte, dass bei Ratten, die für eine relativ kurze Zeitspanne unter Stress gesetzt wurden, bestimmte Merkmale des Gehirns die weibliche statt der männlichen oder die männliche statt der weiblichen Form annahmen. Darüber hinaus fanden die Forscher*innen heraus, dass die Belastung durch Stress unterschiedliche Auswirkungen auf verschiedene Eigenschaften des Gehirns hat.

Das Team der Rutgers University betrachtete pyramidenförmige Neuronen im Hippocampus, einer Hirnregion, die unter anderem eine zentrale Rolle für die Erinnerung und die räumliche Wahrnehmung spielt. Diese Neuronen besitzen zarte, baumförmige Verlängerungen, Dendriten genannt, an der Spitze (Apex) des Nervenzellkörpers sowie an dessen breiter Basis. Die Forscher*innen registrierten, dass die »oberen« (apikale) Dendriten bei den weiblichen Ratten im Gegensatz zu den männlichen über mehr dendritische Dornen verfügten - kleine Vorwölbungen, die Informationen von anderen Neuronen empfangen. Als sie jedoch einige Ratten dreißig Minuten lang unter Stress setzten und ihre Gehirne vierundzwanzig Stunden später untersuchten, sahen sie etwas Überraschendes.

Das »Geschlecht« der oberen Dendriten hatte sich unter dem Einfluss von Stress verändert. Diejenigen der Männchen waren nun buschig und hatten die Form der zuvor bei den Weibchen beobachteten Dendriten angenommen. Die oberen Dendriten der weiblichen Tiere dagegen hatten nun weniger dendritische Dornen und sahen genauso aus wie die der männlichen, bevor diese gestresst worden waren.

Die »unteren« (basalen) Dendriten, also diejenigen an der Basis des Zellkörpers, reagierten ebenfalls auf Stress, jedoch auf eine andere Art. Solange die Ratten ein friedliches, stressfreies Leben im Labor hatten, unterschieden sich die Gehirne der Männchen und Weibchen in diesem Merkmal nicht. Nach dreißig Minuten Stress verdichteten sich jedoch die unteren dendritischen Dornen bei den

Männchen, während die Dichte bei den weiblichen Tieren unverändert blieb. Das bedeutet, dass der Stress einen vorher nicht existenten Unterschied zwischen den Geschlechtern *geschaffen* hatte.

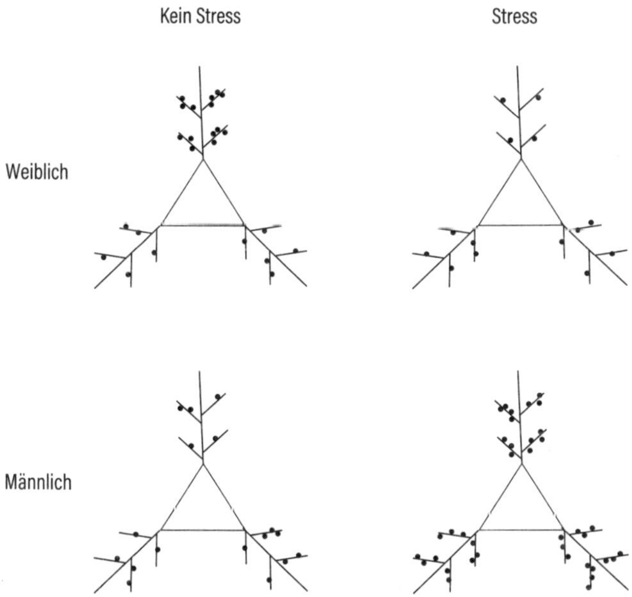

Eine schematische Darstellung der Pyramidenzellen bei Ratten: Körper (das große Dreieck), obere (apikale) und untere (basale) Dendriten (die Linien, die vom Zellkörper abstrahlen) und dendritische Dornen (die Punkte auf den Dendriten). Die Abbildung veranschaulicht, wie die Faktoren Geschlecht (weiblich oder männlich) und dreißig Minuten Stress zusammen drei Typen von Neuronen erzeugen: die nicht gestresster Weibchen, die gestresster Weibchen sowie nicht gestresster Männchen und schließlich die gestresster Männchen. (Darstellung nach Abb. 4 in Shors et al., 2001)

Mich überraschte es kein bisschen zu lesen, dass Neuronen sich in Reaktion auf Stress verändern. Es ist bloß ein weiteres Beispiel für die Neuroplastizität, die ich in Kapitel 4 erwähnte. Was mich jedoch verblüffte, war, dass das Vorhandensein oder Nicht-Vorhandensein von Stress eine so starke Wirkung auf die Art und Weise haben konnte, in der das Geschlecht eines Tieres die Form seiner Neuronen beeinflusst.

Spreche ich die Rutgers-Studie in der Öffentlichkeit an, lade ich das Publikum manchmal ein, sich vorzustellen, ich sei auf dem Weg zu diesem Vortrag extrem gestresst gewesen, weil ich im Stau stand, weshalb ich nach meiner Ankunft auf der Toilette entdeckt hätte, dass meine Klitoris sich in einen Penis verwandelt hat. Manche Zuhörer lachen, andere scheint dieser Gedanke zu schockieren, aber in jedem Fall veranschaulicht diese erfundene Analogie eindrücklich den Unterschied zwischen Gehirn und Genitalien.

In der Rutgers-Studie wurde nicht untersucht, *welche Eigenschaft* des Geschlechts Auswirkungen auf die Neuronen hat – aber irgendetwas beeinflusst sie definitiv. Es könnte sich zum Beispiel um das Vorhandensein einer XX-Kombination von Geschlechtschromosomen in den Neuronen von Weibchen gegenüber einer XY-Kombination bei männlichen Tieren handeln, um den Spiegel von Geschlechtshormonen wie beispielsweise Testosteron, Geschlechterunterschiede bei sonstigen Hormonen, ganz andere Variablen oder eine Kombination aus alledem.[2] Aber die Studie hat gezeigt, dass die Art und Weise, *wie* das Geschlecht das Gehirn beeinflusst, von verschiedenen Faktoren abhängen kann. Die Tatsache, dass die Ratten männlich oder weiblich waren, sorgte für unterschiedliche Ergebnisse in der Form ihrer Neuronen unter Stress oder ohne Stress.

Nicht weniger überraschend war die Beobachtung, dass Stress nicht alle Neuronen von einer »männlichen« in eine »weibliche« Form »kippen« lässt oder umgekehrt. Das Zusammenwirken von Geschlecht und Stress führt vielmehr zu der Entstehung von drei verschiedenen Neuronen: solchen mit wenigen »oberen« und »unteren« dendritischen Dornen (bei gestressten Weibchen und nicht gestressten Männchen); solchen mit buschigen »oberen« und »unteren« Dornen (bei gestressten Männchen) und solchen mit buschigen »oberen« und wenigen »unteren« (bei nicht gestressten Weibchen).

Mit anderen Worten, eine so einfache Manipulation wie die, ein Tier dreißig Minuten lang in Stress zu versetzen, veränderte nicht nur das »Geschlecht« eines einzigen neuronalen Merkmals, sondern erzeugte drei unterschiedliche Muster von Dorndichte, die nicht fein säuberlich in »männlich« und »weiblich« aufgeteilt werden konnten.

Shors schloss eine weitere Studie an, die zeigte, dass Stress auch umkehren kann, wie das Geschlecht die Hirnfunktion beeinflusst – genauer, das Lernen.[3] Sie fand heraus, dass weibliche Ratten unter normalen Laborbedingungen schneller als die Männchen eine Pawlowsche Blinzelreaktion auf einen Ton entwickelten. Nur zwanzig Minuten Stress verkehrte diesen geschlechtsspezifischen Unterschied jedoch ins Gegenteil: die männlichen Ratten lernten die Reaktion nun genauso schnell wie nicht gestresste Weibchen, und Weibchen erlernten sie im selben langsameren Tempo wie nicht gestresste Männchen.

Ich war von diesen Ergebnissen so fasziniert, dass ich herausfinden wollte, ob dies nur Ausnahmen waren. Also fing ich an, Studien mit ähnlichen Resultaten zu suchen.

Das war nicht schwierig. Die meines Wissens frühesten wurden von Janice Juraska an der University of Illinois durchgeführt und bereits 1985 publiziert.[4]

Als ich eine Studie nach der anderen las, in denen der Effekt, den das Geschlecht eines Tieres auf sein Gehirn hat, unter unterschiedlichen Bedingungen variiert, dämmerte es mir, dass die Menschen beim Nachdenken über Geschlecht und Gehirn stets das Körpersystem der Genitalien im Hinterkopf haben. Im Zusammenhang mit Geschlecht ist es das, von dem wir in jeder Hinsicht die intimsten Kenntnisse haben. Wahrscheinlich ist es deshalb zur Vorlage für die Wahrnehmung der Wirkungen des Geschlechts auf den übrigen Körper geworden. Aber mir wurde auch bewusst, dass für das Gehirn nicht dieselbe Logik gilt wie für die Geschlechtsorgane.[5]

Denken Sie an die Hauptunterschiede zwischen Gehirn und Genitalien, die ich bereits erwähnt habe. Nahezu jedes innere oder äußere Geschlechtsorgan existiert in zwei Varianten, einer weiblichen und einer männlichen. Aber wir haben gerade gesehen, dass schon ein einziges Neuron mindesten drei Formen annehmen kann, und das gilt gleichermaßen für ganze Hirnregionen.

Margaret McCarthy und Kollegen von der University of Maryland zeigten, dass chronischer Stress bei Ratten das »Geschlecht« eines bestimmten Merkmals im Hippocampus verändert: die Dichte der Cannabinoid-Rezeptoren (sie werden von einer Molekülgruppe aktiviert, die vom mütterlichen Körper produziert wird, aber auch von der Cannabis-Pflanze).[6] Wenn Ratten ihrem stressfreien Alltag nachgehen, haben Männchen in der Regel viele dieser Rezeptoren im Hippocampus und Weibchen relativ wenige. Das sieht nach einer einfachen Aufteilung aus, und es ist verlockend, von »männlichen« und »weiblichen« Mustern an Cannabinoid-Rezeptoren im Hippocampus zu sprechen. Aber sobald der Faktor Stress hinzukommt, ist das Ergebnis alles andere als einfach.

Die Maryland-Untersuchung zeigte, dass drei Wochen leichten Stresses den Geschlechtsunterschied im oberen Teil des Hippocampus umkehrten. Männliche Ratten erwarben ein »weibliches« Muster geringer Dichte von Cannabinoid-Rezeptoren, weibliche Ratten ein »männliches« Muster mit hoher Dichte. Dasselbe Ausmaß an Stress erzeugte im unteren Teil des Hippocampus ein anderes Ergebnis: Es reduzierte die Dichte der Cannabinoid-Rezeptoren bei Männchen, hatte aber keinen vergleichbaren Effekt bei Weibchen – der leichte Stress ließ die vorher existierenden Geschlechtsunterschiede also *verschwinden*: Sowohl männliche als auch weibliche Ratten besaßen nun das weniger dichte, »weibliche« Muster von Cannabinoid-Rezeptoren in dieser Hirnregion. Das heißt, hinsichtlich der Dichte von Cannabinoid-Rezeptoren kann der Hippocampus drei verschiedene Formen annehmen, wobei jede von ihnen unterschiedliche »männliche« und »weibliche« Rezeptorenmuster im oberen und unteren Teil vereint.

Vielleicht fragen Sie sich inzwischen: Wenn es so leicht ist, typisch männliche und typisch weibliche Eigenarten umzukehren, zu erschaffen oder verschwinden zu lassen – welchen Sinn hat es dann überhaupt, einzelne Merkmale des Gehirns als geschlechtsspezifisch zu betrachten? Und Sie haben recht. Auch ich bin zu der Überzeugung gelangt, dass es sinnlos ist, über Eigenschaften des Gehirns in Geschlechterbegriffen zu reden.

Man nehme nur einen der größten und am häufigsten angeführten Unterschiede zwischen den Gehirnen von Frauen und Männern: die Größe einer tiefsitzenden Neuronengruppe, des sogenannten Nucleus intermedius des Hypothalamus.[7] Dieser Nukleus ist durchschnittlich bei Männern doppelt so groß wie bei Frauen. Das gilt jedoch nur bis zum mittleren Alter. Von da an schrumpft er bei Männern, bis er letztendlich dieselbe Größe hat wie bei Frauen. Bei einer anderen Neuronengruppe namens Nucleus striae terminalis, die ebenfalls bei Männern größer ist, tritt dieser Unterschied nur im Erwachsenenalter auf.[8] Welches ist also die »wahre« männliche Form dieser Nuklei, diejenige, die typisch ist für Kinder, die für junge Erwachsene oder die für ältere Menschen?

Wäre es nicht sinnvoller, aussagekräftige Begriffe wie dicht oder dünn, lang oder kurz, groß oder klein zu verwenden, statt Gehirnmerkmale als »männlich« oder »weiblich« zu bezeichnen? Ich behaupte nicht, dass das Geschlecht keine Rolle spielt. Das tut es definitiv, wie die Beispiele oben zeigen. Aber das bedeutet nicht, dass irgendeine bestimmte Eigenschaft des Gehirns oder das Gehirn als Ganzes einer bestimmten geschlechtlichen Kategorie zugeordnet werden kann.

Ich hoffe, inzwischen ist deutlich geworden, dass die Logik, die uns von den Genitalien vertraut ist, auf das Gehirn angewandt aus mindestens drei Gründen nicht zu halten ist: Erstens ist da die Tatsache, dass menschliche Genitalien im Allgemeinen lebenslang dieselbe Form behalten, menschliche Gehirne dagegen nicht. Zweitens existieren Geschlechtsorgane nahezu immer in zwei Varianten, weiblich und männlich, während Merkmale des Gehirns mehr als drei Formen annehmen. Drittens treten Genitalien üblicherweise im Set auf: Die meisten Menschen besitzen entweder ausschließlich weibliche oder ausschließlich männliche Organe; die meisten Gehirne jedoch sind Mosaike aus »weiblichen« und »männlichen« Merkmalen.

Wenn wir weiter hartnäckig auf Gehirne dieselbe Terminologie wie für Genitalien anwenden, müssen wir zu dem Schluss kommen, dass die meisten Gehirne weder männlich noch weiblich sind, sondern intersexuell. Geschlechtsorgane werden als intersexuell bezeichnet, wenn eines oder mehrere eine Zwischenform zwischen der typisch weiblichen und der typisch männlichen darstellen oder wenn ein Merkmal typische Eigenarten beider Geschlechter aufweist. Wie bereits erwähnt, gibt es sehr wenige Menschen mit intersexuellen Genitalien. Würde man die Geschlechterkategorien jedoch auf das Gehirn anwenden, wären die meisten von uns intersexuell.

Kapitel 6

Nicht allein durch das Geschlecht

Im Gegensatz zu den Genitalien, bei denen das Geschlecht die dominante Rolle dabei spielt, welche Form das jeweilige Organ annimmt, ist es beim Gehirn nur einer von vielen relevanten Faktoren. Stress ist ebenfalls einer, wie wir im vorigen Kapitel gesehen haben. Viele Studien untersuchen Stress, da er das Gehirn in entscheidender Weise prägt – zum Beispiel trägt er nachweislich zu Erkrankungen des Gehirns bei. Doch zahlreiche andere Faktoren interagieren mit den Auswirkungen des Geschlechts bei der Ausformung von Eigenschaften des Gehirns: Lebensumstände, Erziehung, Drogen und andere äußere Einflüsse.[1]

Diese Einflüsse können – ähnlich wie Stress – auf verschiedene Art und Weise die Geschlechterunterschiede der jeweiligen Gehirnmerkmale modifizieren. Janice Juraska zum Beispiel prüfte, ob in den Gehirnen von Ratten unter gegensätzlichen Lebensbedingungen dieselben geschlechtsspezifischen Unterschiede auftraten. In einer Gruppe lebte jede Ratte isoliert in einem Standardkäfig, in der anderen lebten die Ratten zusammen mit Tieren desselben Geschlechts in einem mit Objekten ausgestatteten Käfig, die täglich verändert wurden.[2] Die Studie konzentrierte sich auf Hirnregionen, die mit kognitiven Funktionen zu tun haben, darunter mehrere Regionen des Cortex, des Hippocampus und des Corpus callosum, des Faserbündels, das die beiden Gehirnhälften verbindet. Es zeigte sich, dass die Umwelt beeinflusste, ob die Werte bei Weibchen oder Männchen höher waren – und ob überhaupt geschlechtsgebundene Unterschiede bestanden. Zum Beispiel war die Länge der Dendriten (der bereits erwähnten baumähnlichen Fortsätze der Neuronen) im visuellen Cortex bei beiden Geschlechtern in Schicht IV gleich (der visuelle Cortex ist wie die übrigen Teile der Großhirnrinde in Schichten aufgeteilt), doch in Schicht III bei Weibchen größer als bei Männchen. Bei Ratten, die in komplexen Umgebungen aufwuchsen, war der Geschlechterunterschied in Schicht III genau umgekehrt (die Dendriten waren bei Männchen länger als bei Weibchen), wohingegen in Schicht IV ein Unterschied zutage trat (die männlichen Ratten besaßen nun längere Dendriten als die weiblichen).

In ähnlicher Weise kann ein Medikament unterschiedliche Wirkungen auf geschlechtsspezifische Differenzen in verschiedenen Hirnregionen haben, die sich im Verhalten manifestieren. In einer Studie, die in meinem Labor durchgeführt wurde, erforschte mein Team die Wirkung von Prozac bei Rattenjungen. Prozac ist ein Medikament, das häufig Schwangere oder stillende Frauen nehmen.[3] Man beachte, dass Prozac das Verhalten ausgewachsener Ratten erwiesenermaßen beeinflusst, aber in unserem Experiment gaben wir es Rattenjungen in der ersten Lebenswoche und verglichen ihr Verhalten drei Monate später, als sie ausgewachsen waren, mit dem einer Kontrollgruppe.

Wir stellten fest, dass der frühe Kontakt mit Prozac das Verhalten der Weibchen und Männchen bei unterschiedlichen Verhaltensweisen auf unterschiedliche Art und Weise veränderte. Bei Weibchen verstärkte es depressionsartiges Verhalten, bei Männchen war es umgekehrt, was wiederum den Geschlechterunterschied, der in Kontrollgruppen festgestellt wurde, *umkehrte* (die Männchen in der Kontrollgruppe zeigten dieses Verhalten stärker als die Weibchen). Anders ausgedrückt: Was unter bestimmten Bedingungen typisch für Weibchen gewesen war, wurde unter anderen Bedingungen typisch für Männchen und umgekehrt. Auf der anderen Seite nahm ängstliches Verhalten bei den Weibchen zu, bis es so stark war wie das von Männchen der Kontrollgruppe, blieb bei Männchen jedoch gleich, womit der Geschlechterunterschied also *ausgelöscht* wurde (auch hier zeigten die Männchen in der Kontrollgruppe diese Verhalten in höherem Maße als die Weibchen der Kontrollgruppe).

Die komplexen Wechselwirkungen zwischen Geschlecht, Stress, Medikamenten, Alter und vielen anderen Faktoren können eine ganze Reihe von Aspekten von Hirnstruktur und -funktion bestimmen. Im vorherigen Kapitel haben wir die Auswirkungen eines einzigen Ereignisses zu einem bestimmten Zeitpunkt auf nur zwei Merkmale des Gehirns betrachtet – die »oberen« und die »unteren« Dendriten oder die Dichte der Cannabinoid-Rezeptoren im oberen und unteren Teil des Hippocampus – und hatten plötzlich eine Gehirnzelle oder -region mit drei verschiedenen Formen vor uns. Nun multipliziere man diese Beispiele mit der Anzahl der vielen verschiedenen Gehirnzellen und -regionen, die es gibt, sowie mit jener der zahlreichen Typen von Neurotransmittern und Rezeptoren. Und dann multipliziere man sie erneut mit der enormen Vielfalt an Ereignissen, die wir seit dem Augenblick unserer Zeugung durchleben, und es wird deutlich, warum es im Grunde schwer vorstellbar ist, dass Gehirne entweder einheitlich »männlich« oder »weiblich« sein könnten.

Genau dies ist der Grund, weshalb ich behaupte, dass es keine »echten« männlichen oder weiblichen Gehirne da draußen gibt, auch wenn das Geschlecht einen gewissen Einfluss auf das Gehirn hat. Die wahre Natur des Gehirns besteht in seiner höchst variablen Gestalt – und diese Variabilität entsteht durch das Zusammenspiel zahlreicher Faktoren einschließlich des Geschlechts, beim Fötus und im späteren Leben eines Menschen.

Was ist mit dem berühmten »T«? Existieren nicht unzählige Belege dafür, dass Testosteron bereits im Mutterleib die Form des männlichen Gehirns beeinflusst, es von einem weiblichen zu einem männlichen werden lässt?

An der Geschichte über die Testosteron-Welle, die das Gehirn des männlichen Fötus überspült, ist durchaus etwas dran, nur ist das nicht die ganze Geschichte. Wäre Testosteron der einzige entscheidende Faktor, der für das »Geschlecht« bestimmter Eigenschaften des Gehirns verantwortlich ist, müsste das gesamte Gehirn unter Einwirkung hoher Testosteronspiegel dauerhaft männlich sein oder, wenn der Testosteronspiegel niedrig ist, dauerhaft weiblich. Menschen mit mittleren Werten dieses Hormons hätten Gehirne, die unveränderlich zwischen weiblich und männlich anzusiedeln sind, und Gehirne ließen sich je nach Testosteronwert auf einer Skala von weiblich bis männlich anordnen. In Wirklichkeit entspricht jedoch keine dieser Annahmen dem derzeitigen Stand der Forschung.

Testosteron spielt tatsächlich eine wichtige Rolle bei der Festlegung der Form von Gehirnmerkmalen, aber andere Hormone, darunter Östrogen, haben ebenfalls Einfluss darauf. Bei einer im Labor von Janice Juraska durchgeführten Studie wurde zum Beispiel festgestellt, dass weibliche Ratten im Vergleich zu männlichen in den oberen Schichten des präfrontalen Cortex eine geringere Anzahl von Gehirnzellen eines bestimmten Typs besitzen, sogenannte Gliazellen – doch das gilt nur, solange die Eizellen der Tiere intakt sind.[4] Weibliche Ratten, deren Eizellen entfernt wurden, besaßen in dieser Hirnregion dieselbe Anzahl an Gliazellen wie männliche. Wurden die Männchen kastriert, veränderte sich die Anzahl dieser Zellen hingegen nicht. Solche Beobachtungen beweisen: Bei normalen Ratten wird der Geschlechterunterschied bei diesem Merkmal des Gehirns durch in den Eierstöcken produzierte Hormone verursacht, die auf das Gehirn weiblicher Ratten wirken, und nicht von Testosteron, das auf die Gehirne der männlichen Ratten wirkt.

Die Hirnstruktur wird also von einer ganzen Reihe geschlechtsspezifischer Hormone mitbestimmt, nicht nur von Testosteron. Außerdem hat die sorgfältige Arbeit von Margaret McCarthy und anderen aufgezeigt, dass diese Hormone im Gehirn durch spezifische Mechanismen wirken, unterschiedliche Auswirkungen auf verschiedene Gewebe haben können und dass die Effekte, wie wir gesehen haben, unter verschiedenartigen Bedingungen entgegengesetzt sein können.[5]

Betrachten wir, was geschieht, wenn wir der Geschichte vom Testosteron und dem männlichen Fötus nur eine einzige Zutat – Stress – hinzufügen. Während der vielen Schwangerschaftswochen ist die Mutter des Fötus manchmal gestresst. Und wenn das geschieht, wechseln manche Gehirnmerkmale des Fötus ihr »Geschlecht«. Zum Zeitpunkt der Geburt ist das Gehirn des Jungen also bereits ein Mosaik »männlicher« und »weiblicher« Merkmale. Dieses Mosaik ist einzigartig und wurde durch die komplexen Wechselwirkungen zwischen den Genen des männlichen Fötus, seinen Hormonen und der Umwelt, in der er sich entwickelte, geformt. Dasselbe geschieht mit dem weiblichen Fötus. Sein Gehirn wird ebenfalls von den vielschichtigen Beziehungen zwischen Genen, Hormonen und Umwelt geformt, sodass das Mädchen mit einem Gehirn zur Welt kommt, das ein individuelles Mosaik aus »weiblichen« und »männlichen« Merkmalen darstellt.

Menschen, die von meiner Arbeit erfahren, schlussfolgern manchmal fälschlicherweise, dass ich behaupte, es würden keine geschlechtsspezifischen Unterschiede im Gehirn existieren. Ich hoffe, mittlerweile ist deutlich geworden, dass dies keineswegs der Fall ist. Das Geschlecht beeinflusst das Gehirn definitiv, und es gibt bei vielen Eigenschaften des Gehirns im Durchschnitt Unterschiede zwischen Frauen und Männern. Aber wegen der Wechselwirkungen zwischen dem Geschlecht und so vielen anderen Faktoren mischen sich die Auswirkungen des Geschlechts – also des Weiblich- oder Männlichseins – im Gehirn jedes Individuums auf einzigartige Art und Weise.

Würden die geschlechtsspezifischen Unterschiede sich konstant in derselben Weise verbinden, könnten wir den Aufbau weiblicher und männlicher Gehirne mit dem von Autos vergleichen. Autos können sich in vielerlei Hinsicht unterscheiden – Motor, Karosserie, Sitze und so weiter. Einige dieser Unterschiede mögen gering sein, aber zusammen ergeben sie einen bestimmten Fahrzeugtyp. Das ist die Analogie, die beispielsweise der Neurowissenschaftler Larry Cahill von der University of California verwendet. Er schreibt in einem Artikel in *Cerebrum*: »Auf der Basis der Analyse isolierter Funktionen zu behaupten, dass es keine eindeutigen Geschlechterunterschiede gibt, ist, als würde man nach sorgfältiger Prüfung der Fenster, Reifen, Kolben, Bremsen und so weiter folgern, dass zwischen einem Volvo und einer Corvette kaum relevante Unterschiede bestehen.«[6]

Doch was, wenn verschiedene Autoteile sich unter unterschiedlichen Bedingungen verändern würden? Jedes Auto besäße dann eine einzigartige Kombination an Teilen – und es ergäbe keinen Sinn, Autos nach Marken zu klassifizieren. Meine Kolleginnen und ich malten uns in unserer Reaktion auf Cahill in *Cerebrum* ein solches Szenario aus: »Würden wir Fenster, Reifen, Kolben, Bremsen und so weiter als originär einem Volvo oder einer Corvette zugehörig betrachten, wenn der Motor eines Volvos unter bestimmten Bedingungen die Leistung eines Corvette-Motors bringen könnte und der Kofferraum der Corvette, abhängig vom spezifischen sozialen Kontext des Autos, geräumiger würde?«, schrieben wir. »Oder wenn sich in manchen sozialen Kontexten und Ländern die Kolben des Volvos deutlich von denen einer Corvette unterscheiden würden, unter anderen Umständen oder in anderen Ländern aber gleich wären?«[7] Offensichtlich passiert das nicht mit Autoteilen – übrigens ebensowenig mit Genitalien –, aber, wie wir gesehen haben, betrifft es durchaus Geschlechterunterschiede im Gehirn.

Ich war ursprünglich zu diesen Schlüssen über Geschlecht und Gehirn gekommen, als ich Dutzende Studien las, die an Ratten durchgeführt worden waren. Aber jede Studie hatte nur einzelne Merkmale des Gehirns betrachtet, und ich fragte mich, ob das gesamte Gehirn ein Männlich-weiblich-Mosaik war. Vor allem wollte ich unbedingt herausfinden, ob dies für das gesamte Gehirn des Menschen galt.

Kapitel 7

Das Mosaik des menschlichen Gehirns

In meiner Kindheit war meine Familie einmal bei einem Wochenendausflug mit dem Auto in der Wüste gestrandet, weil ein Schlauch undicht war. Mein Vater rettete die Situation, indem er uns alle Kaugummi kauen ließ, womit er anschließend das Loch zuklebte. Ich war so beeindruckt von seinen Fähigkeiten als Mechaniker, dass ich, nachdem ich meinen Führerschein hatte, freiwillig einige Monate jede Woche für einen Morgen in einer nahegelegenen Autowerkstatt arbeitete. Ich führte Ölwechsel durch und stellte Ventile ein, um zu lernen, wie ich im Notfall mein eigenes Auto reparieren konnte. Es machte mir so viel Spaß, dass ich, als ich mich später im selben Jahr an der Uni bewarb, sogar überlegte, mich für Maschinenbau einzuschreiben. Während ich auf den Studienbeginn wartete, reiste ich in die USA, bekam einen Vertrag bei einer großen Modelagentur in New York und versuchte eine Zeit lang mein Glück als Fashionmodel. Letztendlich verfolgte ich weder die KfZ-Mechaniker-Karriere noch die als Model, sondern wählte stattdessen die Medizin und anschließend die Neurowissenschaft. Aber wenn ich auf diese frühen Erfahrungen zurückblicke, sehe ich, dass meine eigene Mischung »weiblicher« und »männlicher« Interessen deutlich geworden war, lange bevor mich faszinierte, wie »weibliche« und »männliche« Merkmale gleichzeitig in unseren Gehirnen präsent sind.

Als ich beschloss, dieser Frage in meiner Forschung nachzugehen, kam ich auf den Gedanken, dass die Kernspintomografie, eine der am meisten verbreiteten Methoden, das menschliche Gehirn zu studieren, perfekt für diese Aufgabe geeignet wäre, da sie Informationen über die Struktur des gesamten Gehirns liefert.

Mein Plan war es, die Merkmale des Gehirns zu identifizieren, welche die größten Unterschiede zwischen Frauen und Männern aufwiesen, um eine »weibliche« und eine »männliche« Form für jedes von ihnen zu definieren, und dann zu prüfen, wie viele Gehirne durchweg »männlich«, wie viele »weiblich« waren und wie viele sowohl »weibliche« als auch »männliche« Merkmale besaßen. Ich bat Yaniv Assaf, einen Experten für strukturelle Bildgebung von der Universität Tel Aviv, mein Projektpartner zu werden. Zusammen mit einem Team von Studierenden maßen wir die Volumina von 116 Regionen grauer Substanz aus einem bereits vorhandenen Datensatz von Gehirnscans von 281 israelischen Männern und Frauen.[1]

Es gab im Durchschnitt viele Unterschiede zwischen den Geschlechtern, aber die Übereinstimmung zwischen den Volumina jeder Region bei Frauen und Männern war so groß, dass es sogar bei jenen Regionen mit den größten Unterschieden unmöglich war, ein »weibliches« oder

»männliches« Volumen festzulegen. Statt die Volumina auf diese Weise aufzuteilen, bildeten wir drei Kategorien. Wir bezeichneten die Werte, die häufiger bei Frauen vorkamen als bei Männern, als »tendenziell weiblich«, und diejenigen, die häufiger bei Männern auftraten, als »tendenziell männlich«. Zusätzlich gab es die Kategorie »Zwischenfeld« für die Werte, die zwischen den beiden anderen lagen (die also mit derselben Häufigkeit bei Frauen wie bei Männern zu finden waren). War zum Beispiel eine Region im Schnitt größer bei Frauen, wurde das Spektrum der Werte in dem Drittel von Frauen mit den höchsten Werten als »tendenziell weiblich« definiert, die Bandbreite der Werte in dem Drittel von Männern mit den niedrigsten Werten als »tendenziell männlich«, und alles dazwischen bildete das »Zwischenfeld«.

Dann wählten wir die zehn Regionen mit den größten Unterschieden zwischen Männern und Frauen aus. Wir kümmerten uns nicht um den Ursprung dieser Unterschiede, also um die »Anlage-oder-Umwelt-Debatte«. Wir suchten einfach die zehn markantesten Unterschiede heraus und schauten dann bei unseren 281 Gehirnen, wie viele dieser zehn Regionen im Bereich »tendenziell weiblich« und wie viele im Bereich »tendenziell männlich« angesiedelt waren und wie viele im Zwischenfeld lagen.

Nachdem ich gesehen hatte, wie viele »weibliche« und »männliche« Eigenschaften gleichzeitig in Rattengehirnen existieren, war ich davon ausgegangen, dass zumindest einige der menschlichen Gehirne Mosaike aus »tendenziell

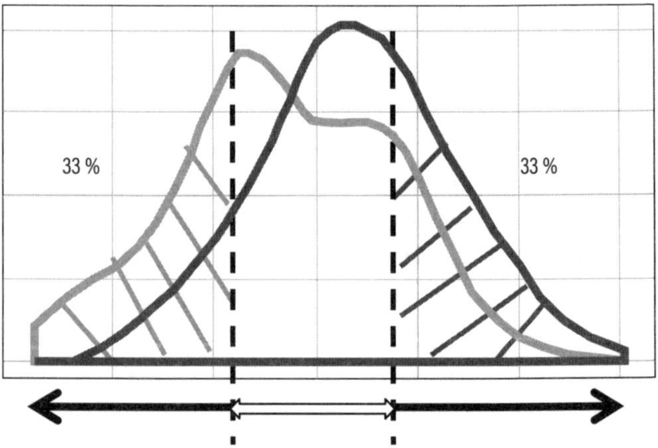

Verteilung der Volumina grauer Substanz im linken Hippocampus bei Männern (hellgrau) und bei Frauen (dunkelgrau). Der Abschnitt »Tendenziell männlich« umfasst die Werte für die 33 Prozent der Männer mit den geringsten Volumina. Der Abschnitt »Tendenziell weiblich« umfasst die Werte für die 33 Prozent der Frauen mit den größten Volumina. *(Genehmigte Rekonstruktion nach Abbildung 1 in Joel et al., 2015)*

weiblichen« und »tendenziell männlichen« Regionen sein würden. Als wir die Daten analysiert hatten, übertrafen die Ergebnisse jedoch all meine Erwartungen. Bloß sieben der 281 Gehirne – ungefähr 2 Prozent – hatten ausschließlich »tendenziell weibliche« oder »tendenziell männliche« Werte. Alle übrigen stellten Kombinationen von Merkmalen aus allen drei Gruppen dar. Jedes Gehirn besaß seine eigene, einzigartige Mischung, aber erstaunlicherweise hatte ungefähr ein Drittel der Gehirne Merkmale beider Extreme, »tendenziell weibliche« ebenso wie »tendenziell männliche«. Das bedeutet, sie wiesen bei manchen Eigenschaften hohe Werte auf, die für ihr Geschlecht »passend« waren, aber auch mindestens einen Wert, der »extrem unpassend« für ihr Geschlecht war.

Ich war natürlich begeistert, dass meine Vermutung sich als richtig herausgestellt hatte. Aber was, wenn die Resultate nur für eine bestimmte Gruppe von Gehirnen galt? Wir wollten sehen, ob sie auch bei größeren Stichproben auftreten würden und ob sie mit anderen Kernspintomografien und anderen bildgebenden Verfahren ebenso erzielt würden. Wir arbeiteten mit Neurowissenschaftler*innen vom Max-Planck-Institut für Kognitions- und Neurowissenschaften in Leipzig und von der Universität Zürich zusammen und führten eine ähnliche Analyse von Kernspintomogrammen von Gehirnen aus drei weiteren Datensätzen durch. Insgesamt betrachteten wir über 1400 menschliche Gehirne. Wir schauten uns nicht nur das Volumen der grauen Substanz an (in der die Neuronen sitzen), sondern auch das von Regionen der weißen Substanz (in denen sich die Fasern befinden, die die Neuronen verbinden) und die Gesamtstärke verschiedener Großhirnregionen.

Die Regionen mit den größten Unterschieden waren bei den israelischen und den international gesammelten Gehirnscans nicht dieselben – wie zu erwarten war, wenn man bedenkt, dass die Lebensbedingungen, die Auswirkungen auf die Geschlechtsunterschiede haben, nicht in allen Teilen der Welt dieselben sind. Doch ganz gleich, welche Region die größten Unterschiede aufwies, bei allen Analysen entstand dasselbe Muster. Die Anzahl der Gehirne mit ausschließlich »tendenziell weiblichen« oder »tendenziell männlichen« Merkmalen war gering, je nach Datensatz ein bis 8 Prozent. Auf der anderen Seite lag die Anzahl der Mosaike mit sowohl geschlechtlich »passenden« wie auch mit »unpassenden« Eigenschaften abhängig vom Datensatz bei 23 bis 53 Prozent. Und nicht nur das, in der letztgenannten Gruppe besaßen einige Frauen mehr »tendenziell männliche« als »tendenziell weibliche« Eigenschaften und einige Männer mehr »tendenziell weibliche« als »tendenziell männliche«.

Dann untersuchten wir, ebenfalls anhand von Kernspintomogrammen, die Stärke der Verschaltungen in den Gehirnen - die Verbindungen zwischen verschiedenen Regionen mit grauer Substanz. Häufig hört man ja - nicht nur von Laien, sondern auch von Wissenschaftler*innen -, die Gehirne von Frauen und Männern seien unterschiedlich »verdrahtet«.

In einer Studie, die 2014 in den *Proceedings of the National Academy of Sciences, USA* veröffentlicht wurde, scannten Forscher*innen der University of Pennsylvania zum Beispiel die Gehirne von 949 jungen Männern und Frauen und stellten fest, dass im Schnitt bei Männern die Verschaltungen *innerhalb* der beiden Gehirnhälften stärker waren, bei Frauen dagegen die *zwischen* ihnen.[2] Da diese Wissenschaftler*innen annahmen, dass sich die durchschnittlichen Unterschiede in jedem Gehirn *einheitlich* darstellen würden, schlossen sie, dass die Resultate auf zwei Arten von Verknüpfungen hinwiesen, eine männliche und eine weibliche. Eines der Teammitglieder ließ sich sogar zu weitreichenden Schlussfolgerungen hinreißen und erzählte dem *Guardian*: »[D]ie größte Überraschung war, wie stark die Ergebnisse alte Stereotype stützen; so sind die Gehirne von Männern anscheinend eher auf eine Art und Weise verknüpft, die Perzeption und koordiniertes Vorgehen begünstigt, die von Frauen hingegen in höherem Maße auf soziale Fähigkeiten und Erinnerung ausgelegt und somit besser für Multitasking geeignet.«[3]

Unsere Studie bot die Gelegenheit, diese Annahmen über männliche und weibliche Typen von Verschaltungen im Gehirn zu überprüfen. Wir untersuchten über 4000 Verknüpfungen. Genau wie die Forscher*innen der University of Pennsylvania fanden wir in der Stärke dieser Verknüpfungen durchschnittliche Unterschiede bei Männern und Frauen. Aber dann gingen wir einen Schritt weiter und betrachteten die individuellen Gehirne, um herauszufinden, ob diese Unterschiede in den einzelnen Gehirnen systematisch vorkamen. Wie in unseren bisherigen Analysen beschlossen wir, uns auf die Verschaltungen zu konzentrieren, die die größten Unterschiede zwischen den Geschlechtern aufwiesen – in diesem Fall waren es sieben.

Es stellte sich heraus, dass praktisch alle Gehirne Patchworks waren, was die Stärke der Verknüpfungen anging. Bei einem äußerst geringen Anteil, 0,7 Prozent, waren alle sieben Verbindungen von »mittlerer« Stärke, aber wir fanden nicht ein einziges Gehirn, bei dem alle sieben »tendenziell weiblich« oder »tendenziell männlich« waren. Dagegen war die Anzahl der Gehirne, die Verbindungen *beider* Extreme aufwiesen, sehr hoch: insgesamt 48 Prozent. Wegen dieser Kombinationen kann man unmöglich von zwei Arten von Verknüpfungen sprechen, von denen eine typischerweise bei Frauen und die andere bei Männern auftreten würde. Typisch für beide Geschlechter war vielmehr ein Mosaik von Verschaltungen: einige Stärken waren bei Frauen häufiger und andere eher bei Männern, wiederum andere stellten eine Kombination aus beiden dar.

Zum Abschluss unserer Studie sahen wir uns das gesamte Gehirn buchstäblich in Farbe an. Wir gaben die Werte für die Volumina von 116 Regionen grauer Substanz in jedem Gehirn in zwei Tabellen ein – eine für Frauen, die andere für Männer –, doch statt mit Zahlen stellten wir jede Region in jedem Gehirn durch eine kontinuierlich von hoch nach niedrig verlaufende Farbskala (grün-weiß-gelb) dar. Diese Skala repräsentiert das Volumen einer Hirnregion in einem bestimmten Gehirn relativ zum Volumen dieser Region in allen anderen Gehirnen. War eine Region relativ groß, wiesen wir ihr einen Grünton zu (je größer die Region, desto dunkler das Grün). War eine Region relativ klein, wiesen wir ihr einen Gelbton zu (je kleiner die Region, desto dunkler das Gelb). Regionen mittlerer Größe wurden weiß markiert. Jede Zeile stand für ein einzelnes Gehirn und jede Spalte für eine andere Hirnregion.

Als wir die so erzeugten Tabellen sahen – im Vorsatz dieses Buches abgebildet – wurde uns klar, dass die Mosaike vor unseren Augen konkrete Formen angenommen hatten. Insgesamt war in den Tabellen der weiblichen Gehirne mehr Grün zu sehen, bei den Männern mehr Gelb. Das liegt daran, dass Frauen im Durchschnitt im Verhältnis zur Gesamtgröße ihrer Gehirne mehr graue Substanz besitzen als Männer. Doch die überwiegende Mehrheit der Gehirne war nicht ausschließlich in Grün, Gelb oder Weiß abgebildet. Vielmehr waren sie Mosaike aus Regionen: einige grün (relativ groß), andere gelb (relativ klein) und einige weiß (mittelgroß).

So haben wir es am 15. Dezember 2015 in den *Proceedings of the National Academy of Sciences, USA* formuliert: »Die meisten Gehirne setzen sich aus einzigartigen ›Mosaiken‹ von Merkmalen zusammen, von denen einige häufiger bei Frauen auftreten, andere häufiger bei Männern, wieder andere gleich häufig bei Frauen und Männern.«[4]

Ich werde oft gefragt, ob unsere Ergebnisse den zahlreichen Studien widersprechen, die geschlechtsspezifische Unterschiede in der Gehirnstruktur oder in den Verschaltungen im Gehirn beobachtet haben. Meine Antwort ist: Nein, das tun sie nicht.

Unsere Studie hat, wie viele andere, durchschnittliche geschlechtsbedingte Unterschiede in der Struktur des Gehirns und seinen Verknüpfungen festgestellt. Aber keine andere Studie vor unserer hat geprüft, ob diese Unterschiede regelmäßig in individuellen Gehirnen auftreten. Wir betrachteten die größten Geschlechterunterschiede und fragten uns, ob sie sich immer gleich darstellten. Das Neue an unserer Studie ist, dass wir uns die Unterschiede nicht nur auf der

Ebene der Gruppe angeschaut haben. So fanden wir heraus, dass sie sich nicht systematisch in einzelnen Gehirnen ergänzen, um so zwei verschiedene Arten von Gehirnen zu ergeben.[5]

Das klingt vielleicht widersprüchlich. Wie kann es Unterschiede in der Gehirnstruktur von Frauen und Männern geben, aber keine weiblichen und männlichen Gehirne? Wahrscheinlich lässt sich dieses scheinbare Paradox durch nichts besser erklären als mit den Tabellen der Studienergebnisse, von denen ich gerade gesprochen habe. Sehen Sie sich diese noch einmal an. Sie müssen sich nicht mit Statistik auskennen, um zu bemerken, dass auf der Gruppenebene Unterschiede zwischen Männern und Frauen bestehen. Aber Sie können auch sehen, dass die Gehirne nicht bloß in zwei Formen auftreten, grün oder gelb, sondern in zahlreichen Varianten, von denen jede ein einzigartiges Mosaik aus verschiedenen Grün- und Gelbtönen ist, mit ein bisschen Weiß zwischendrin.

Abschließend können wir festhalten, dass das menschliche Gehirn weder weiblich noch männlich ist. Vielmehr ist es ein einzigartiges Mosaik von Merkmalen, von denen einige häufiger bei Frauen auftreten, andere häufiger bei Männern. Dieses Mosaik verändert sich ein Leben lang, vergleichbar mit dem sich stets neu zusammensetzenden Muster der bunten Teilchen in einem Kaleidoskop.

Kapitel 8

Das Kaleidoskop

Das Bild des Mosaiks kann helfen, die der Grinsekatze aus *Alice im Wunderland* ähnlichen Eigenschaften der Geschlechterunterschiede im Gehirn zu erklären: ihre Tendenz, gelegentlich zu verschwinden – das heißt, in einer Studie aufzutauchen, in der nächsten jedoch nicht. Ich schlage folgende Analogie vor: Ein Koch hat eine Suppe mit lauter verschiedenen Nudeln mit diversen Aromen gekocht – Huhn, Rindfleisch, Spinat, Pilze und so weiter – und diese Suppe auf zwei große Töpfe verteilt. Die Suppe steht in dieser Analogie für die menschliche Bevölkerung und die unterschiedlich schmeckenden Nudeln sind die zahlreichen Varianten von Gehirnen, die es gibt. Suppenexpert*innen, die zufällig in die leere Küche kommen, nehmen fälschlicherweise an, dass die Töpfe zwei verschiedene Suppen enthalten. Sie schöpfen aus beiden Suppenproben und versuchen zu bestimmen, inwiefern sich die beiden Suppen unterscheiden. Das tun sie, indem sie die Geschmäcker der Nudeln in jeder Schüssel vergleichen. Da ihnen nicht bewusst ist, dass sie Proben ein und derselben Suppe vor sich haben, unterscheiden sich ihre Proben jedes Mal – und stets auf eine andere Art und

Weise. Kein Wunder, dass die Ergebnisse nicht einheitlich sind.

Etwas Ähnliches könnte bei den Studien zu den Unterschieden im Gehirn geschehen. Jedes Mal, wenn eine Studie Abweichungen zwischen Frauen und Männern aufdeckt, insbesondere bezogen auf Gehirnfunktionen, findet mindestens eine Folgestudie keinen geschlechtsbedingten Unterschied in der Gehirnaktivität in derselben Region. Wir haben in Kapitel 3 gesehen, dass dies in Bezug auf Geschlechterunterschiede bei den Aktivitätsmustern im Zusammenhang mit der Verarbeitung von Sprache geschehen ist, und diese sich widersprechenden Befunde waren keineswegs eine Ausnahme. In Wirklichkeit ist das Einzige, was die Ergebnisse von Studien zu Geschlechterunterschieden gemeinsam haben, die Tatsache, dass sie unterschiedlich ausfallen.

Dies war der Fall bei Ergebnissen verschiedener Studien, welche die Gehirnaktivität von Männern und Frauen verglichen, während diese die mentale Rotation praktizierten. Bei dieser Aufgabe werden den Proband*innen in der Regel Abbildungen von dreidimensionalen Objekten gezeigt, die sie mit Zeichnungen ähnlicher Objekte vergleichen. Dabei sollen sie herausfinden, welche das Originalobjekt nach einer Rotation darstellt. Im Durchschnitt erzielen Männer dabei bessere Resultate als Frauen.

In einer Studie, 2002 von deutschen Wissenschaftler*innen veröffentlicht, war bei Männern, die mentale Rotation übten, in manchen Regionen des Frontallappens eine höhere Aktivität zu verzeichnen, wohingegen bei Frauen, während sie dieselbe Aufgabe ausführten, die Aktivität in einigen Regionen der Parietal- und Temporallappen erhöht war.[1] Ein Jahr später jedoch kam eine andere Studie zu Ergebnissen, die diesen widersprachen. Österreichische Forscher*innen fanden heraus, dass dieselbe Parietalregion, die in der deutschen Studie bei Frauen aktiver gewesen war, bei Männern in beiden Gehirnhälften aktiver war.[2] Eine dritte Studie, 2006 in Norwegen durchgeführt, stellte eine erhöhte Aktivität bei Männern in derselben Parietalregion wie in der österreichischen Studie für die rechte Hemisphäre fest, das Ergebnis war jedoch für die linke Gehirnhälfte nicht reproduzierbar.[3] Eine vierte Studie, im selben Jahr in Großbritannien durchgeführt, fand bei Frauen und Männern, die mentale Rotation praktizierten, überhaupt keine Unterschiede in der Gehirnaktivität.[4] Und eine fünfte Studie, 2010 in Spanien durchgeführt, kam zu dem Ergebnis, dass viele Regionen in den Frontal-, Parietal- und Okzipitallappen durch diese Aufgabe aktiviert wurden, dass ein Unterschied zwischen Frauen und Männern jedoch nur in zwei okzipitalen Regionen zu beobachten war.[5] Von wegen Grinsekatze: Das klingt nach einer ganzen Katzenfamilie.

Bei mentaler Rotation – genau wie bei anderen kognitiven Funktionen – sind ganze Netzwerke neuronaler Regionen beteiligt, die sich über verschiedene Teile des Gehirns erstrecken. Wenn eine Studie zu einer bestimmten kognitiven Funktion über geschlechtsspezifische Unterschiede in einer dieser Regionen Auskunft gibt und eine andere Studie über dieselbe kognitive Funktion Unterschiede in anderen Regionen des Netzwerks feststellt – wie es bei denen zur mentalen Rotation der Fall war –, könnte man zu der Schlussfolgerung kommen, dass die beiden Studien ihre jeweiligen Ergebnisse über die Existenz von Geschlechterunterschieden bei der Gehirnaktivität während dieser Aufgabe bestätigen. Aber wie Rebecca Jordan-Young vom Barnard College an der Columbia University in ihrem Buch *Brain Storm* erklärt, widersprechen sich solche Befunde in Wahrheit, weil es ihnen nicht gelingt, die Geschlechterunterschiede der anderen Studie erneut darzustellen.[6]

Viele Wissenschaftler*innen haben über diesen Mangel an Kohärenz gerätselt. Er widerspricht so sehr ihren Erwartungen, dass sie ihn auf die zu geringe Zahl von Proband*innen bei einigen dieser Studien geschoben haben, auf nicht adäquat definierte Aufgaben oder auf fehlerhafte statistische Analysen. Das sind alles plausible Möglichkeiten. Aber was verdächtigerweise in all diesen Erklärungen fehlt, ist der Hinweis, der das Grunddogma aller wissenschaftlichen Untersuchungen sein sollte: Wenn Forschungsergebnisse eine Theorie nicht unterstützen, dann sollte man vielleicht nicht die Methoden, sondern die Theorie überdenken. Anscheinend ist das Bild von fundamentalen Unterschieden in den Gehirnen und dem Verhalten von Frauen und Männern so tief in unserer Kultur verwurzelt, dass es vielen unvorstellbar erscheint, sich davon zu verabschieden.

Wenn diese fundamentalen Unterschiede jedoch nicht

existieren, warum finden dann manche Studien durchaus Differenzen bei den Mustern der Gehirnaktivität von Männern und Frauen? Ich würde behaupten, dass dies in vielen, wenn nicht sogar in allen Fällen dem Zufall geschuldet ist, der großen Variabilität menschlicher Gehirne sowie der üblicherweise geringen Stichprobengröße.

Eine mathematische Methode, die induktive Statistik, soll genau das verhindern. Sie liefert Forscher*innen Werkzeuge, die ihnen helfen zu differenzieren, ob Unterschiede bei zwei Stichproben – beispielsweise zwischen zwei Sammlungen von Gehirnscans – wahrscheinlich bloßer Zufall sind oder ob die Stichproben jeweils einen anderen Typ repräsentieren – in diesem Fall verschiedene Typen von Gehirnen. Die induktive Statistik funktioniert umso besser, je größer die Stichproben sind. Das bedeutet, wenn sich Muster von Gehirnaktivität tatsächlich in die beiden Kategorien männlich und weiblich einteilen lassen, sollten Studien mit einer höheren Stichprobenzahl mehr Geschlechterunterschiede finden als solche mit einem geringeren Stichprobenumfang. In einer 2018 in *Scientific Reports* publizierten Analyse von 179 Studien, die Muster von Gehirnaktivität bei Frauen und Männern vergleichen, deutet jedoch nichts auf einen solchen Zusammenhang hin.[7]

Die Vorstellung vom Gehirn als Mosaik erklärt, weshalb Studien, die weibliche und männliche Gehirne miteinander vergleichen, zu derart inkohärenten Ergebnissen kommen; warum viele keinerlei Unterschiede finden und warum jene, die welche finden, zu widersprüchlichen Resultaten kommen. Genau wie bei der Suppenanalogie bilden die Studien Gehirne von einer *einzigen,* äußerst variantenreichen menschlichen Bevölkerung ab – und finden in ihren Stichproben jedes Mal andere Unterschiede zwischen den Gehirnen.

Kapitel 9

Vor dem Blind Date

In *RBG*, einem Dokumentarfilm über das Leben von Ruth Bader Ginsburg, Richterin am Supreme Court, erinnert diese sich, dass sie sich in ihrem ersten Semester an der Cornell University »nie ein zweites Mal« mit einem Verehrer traf. Dies änderte sich, als sie ihren zukünftigen Ehemann Martin D. Ginsburg kennenlernte. »Er war der erste Junge, den es interessierte, dass ich ein Gehirn hatte«, scherzt sie.

Das war in den frühen 1950er-Jahren. Studien zeigen, dass sich Männer heute zunehmend gut ausgebildete, intelligente Frauen wünschen und nicht unbedingt welche mit herausragenden Fähigkeiten am Herd.[1] Aber kann jemand, der einen Partner sucht – gleich welchen Geschlechts –, wissen, welche Art von Intelligenz und Kochfähigkeiten dieser aller Wahrscheinlichkeit nach besitzen wird?

Stellen Sie sich vor, Sie gehen auf ein Blind Date, bei dem Sie über den potenziellen Partner nur wissen, ob er oder sie Frau oder Mann ist. Damit besitzen Sie einige Informationen über seine oder ihre Genitalien, aber was können Sie darüber hinaus noch vorausahnen? Verrät Ihnen das Geschlecht Ihres

Dates, was für ein Gehirn, was für eine Persönlichkeit oder was für eine Einstellung sie oder er hat?

Die durchschnittlichen Unterschiede zwischen den Gehirnen von Frauen und Männern werden Ihnen dabei nicht helfen, auch wenn diese es Wissenschaftler*innen häufig ermöglichen, korrekt zu erraten, ob ein Gehirnscan von einem Mann oder einer Frau stammt. (Übrigens widerspricht diese Tatsache, wie ich in diesem Kapitel erklären werde, nicht meiner Behauptung, dass es so etwas wie ein weibliches oder männliches Gehirn nicht gibt.) Aber das Geschlecht der Person zu erraten, deren Gehirn man vor sich hat, ist nicht besonders interessant – wir erkennen es meistens, wenn wir den Menschen anschauen, und im Zweifel ist es viel leichter, ihn oder sie einfach zu fragen, um an diese Information zu kommen, oder sich seine oder ihre Genitalien anzuschauen, als seinen oder ihren Gehirnscan einzuschätzen. Die wirklich interessante Frage ist die entgegengesetzte: Wenn wir wissen, dass wir das Gehirn einer Frau oder eines Mannes betrachten werden, können wir voraussagen, welche Merkmale wir wahrscheinlich zu sehen bekommen?

Unsere Studie hat gezeigt, dass wir das nicht können. Zu wissen, dass jemand männlich ist, zum Beispiel, teilt uns sehr wenig über das Gehirn dieser Person mit. Das Einzige, was wir sagen können, ist, dass Gehirne von Männern wahrscheinlich mehr Merkmale mit anderen Männergehirnen gemeinsam haben werden als mit Frauengehirnen. Aber wir können nicht wissen, wie viele es jeweils sind und welche.

Denken Sie an meine Freundin Lisa, die sagte, ihre drei

Töchter seien »typische Mädchen«, weil jede von ihnen über bestimmte »mädchenhafte« Charakterzüge verfügte. Sie konnte nicht im Voraus wissen, welche Wesensmerkmale sie haben würden. Auch als sie das erste Mädchen geboren hatte, war das zweite ein Überraschungspaket und das dritte ebenso. Ähnlich ist es, wenn Sie ein Blind Date vor sich haben und nur wissen, dass der Mensch, den sie treffen werden, weiblich oder männlich ist – auch das wird Ihnen kaum verraten, mit welchen maskulinen oder femininen Merkmalen zu rechnen ist.

Stellen Sie sich folgendes hypothetisches Beispiel eines Gehirns vor, das nur drei Regionen besitzt. Nennen wir diese Regionen *A*, *B* und *C*, wenn sie in den Varianten auftreten, die bei Frauen verbreitet sind, und *a*, *b* und *c*, wenn es sich um dieselben Regionen handelt, aber in Varianten, die bei Männern häufiger sind. Treffen Sie also auf jemanden mit einem *ABC*- oder einem *ABc*-Gehirn, ist dieser Mensch wahrscheinlich weiblich, handelt es sich um ein *abc*- oder *Abc*-Gehirn, gehört es höchstwahrscheinlich einem Mann. Doch wenn Sie eine Frau – auf demselben Blind Date oder unter anderen Umständen – treffen, können Sie im Voraus wissen, welche Merkmale ihr Gehirn haben wird? Die Antwortet lautet: Sie *können* voraussagen, dass sie vermutlich mehr Merkmale besitzt, die häufiger bei Frauen auftreten als bei Männern, aber Sie können nicht die exakte Zusammensetzung ihres Gehirnmosaiks vorausahnen – es könnte *ABC* sein, *aBC*, *AbC* oder *ABc*. Und natürlich könnte sie eines der seltenen weiblichen Exemplare sein, das mehr Eigenschaften besitzt, die bei

Männern häufiger auftreten, sie könnte also auch ein *Abc*, *aBc* oder sogar ein *abc*-Gehirn haben.

Das Beispiel mit den drei Gehirnregionen kann auch helfen zu erklären, warum bei der Frage der Ähnlichkeit zweier Gehirne die exakte Komposition ihrer Mosaike wichtiger ist als der jeweilige Anteil »weiblicher« oder »männlicher« Merkmale. Ein *aBC*-Gehirn zum Beispiel, das vermutlich eher weiblich ist, gleicht einem vermutlich männlichen *aBc*-Gehirn eher als einem anderen »weiblichen« Gehirn mit der Kombination *AbC* (weil *aBC* und *aBc* zwei Merkmale gemeinsam haben – *a* und *B* –, *aBC* und *AbC* dagegen nur eins – *C*).

Wenn wir über dieses hypothetische Gehirn mit drei Regionen, von denen jede nur zwei Formen aufweist, hinausdenken und uns das echte menschliche Gehirn vor Augen halten, schießt die Zahl potenzieller Mosaike schlagartig in die Höhe. Nun können Sie nicht nur das Gehirnmosaik einer Person nicht auf der Basis ihrer Genitalien erahnen, sondern diese Information nützt Ihnen auch nichts, wenn Sie erraten wollen, ob ihr Gehirn dem Ihren oder dem einer weiteren Person ähnelt. Wie ich im nächsten Kapitel darlegen werde, wurde genau das in einer kollaborativen Studie, an der ich federführend beteiligt war, gezeigt.

Kapitel 10

Seltene und häufige Gehirn»typen«

Immer wenn ich über das Mosaik des Gehirns spreche, taucht unter den Einwänden die unterschiedlich hohe Zahl von Männern und Frauen auf, die an mit dem Gehirn verbundenen Krankheiten wie Autismus und Depression leiden. Manche Menschen interpretieren diese Unterschiede so, als würden sie das Wesen eines typisch männlichen oder typisch weiblichen Gehirns reflektieren.

Simon Baron-Cohen von der University of Cambridge zum Beispiel behauptet, Autismus stelle eine Extremform des männlichen Gehirns dar.[1] Er nimmt an, dass es so etwas wie ein männliches Gehirn gibt – ein *typisch* männliches Gehirn, kein autistisches – und dass die Arten, auf die es sich von einem typisch weiblichen Gehirn unterscheidet, es tendenziell zu einem leicht autistischen machen, sodass der Besitzer des Gehirns in Extremfällen tatsächlich Autist ist.

Ich bin anderer Meinung. Autismus ist eine seltene Krankheit. Die Tatsache, dass es mehr männliche als weibliche Autisten gibt, bedeutet nicht zwangsläufig, dass der typische Mann ein wenig autistisch ist. In ähnlicher Weise weist der Umstand, dass mehr Frauen als Männer unter Depressionen leiden, nicht darauf hin, dass die typische Frau leicht depressiv ist.

Dagegen ist es sicher plausibel, dass spezifische - noch unentdeckte - Gehirnmosaike, die mit Autismus oder Depressionen in Verbindung gebracht werden können, häufiger bei Männern oder Frauen zu finden sind. Gehirne, die ausschließlich über »tendenziell männliche« Merkmale verfügen, sind zwar selten, aber dennoch häufiger bei Männern als bei Frauen. Dasselbe gilt für Gehirne mit ausschließlich »tendenziell weiblichen« Merkmalen: Nur wenige Menschen besitzen sie, aber die meisten davon sind Frauen. Deshalb kann die Prävalenz bestimmter Krankheiten, die mit dem Gehirn zusammenhängen, bei einem Geschlecht oder dem anderen durchaus die Geschlechterunterschiede in der Häufigkeit seltener Typen von Gehirnmosaiken widerspiegeln, nicht aber Unterschiede zwischen angeblich typisch männlichen oder typisch weiblichen Gehirnen.

Ich habe diese Hypothese kürzlich in Zusammenarbeit mit Wissenschaftlern der mathemathischen Fakultät meiner Universität getestet. In dieser Studie, 2018 in dem Magazin *Frontiers in Human Neuroscience* veröffentlicht, wandten wir verschiedene mathematische Methoden an, um das Volumen von Regionen mit grauer und mit weißer Substanz in den Gehirnen von 2176 Frauen und Männern zu analysieren.[2]

Zuerst verwendeten wir den Algorithmus zur Erkennung von Anomalien, der ursprünglich entwickelt wurde, um anormale Computeraktivität zu entdecken - er »erlernt« die Standardaktivität eines Computers, damit er später Alarm schlagen kann, wenn er etwas nicht Normales entdeckt: einen möglichen Virus oder Wurm. Statt den Algorithmus auf Computeraktivitäten abzurichten, trainierten wir ihn mit der Hälfte der Gehirnscans von Frauen aus unserer Stichprobe, sodass er lernte, was ein »normales« weibliches Gehirn ist. Dann ließen wir ihn die andere Hälfte der Gehirnscans von Frauen aus unserer Stichprobe untersuchen und eine gleich große Anzahl männlicher Gehirne, wobei er bei jedem Gehirn bestimmen sollte, ob es sich um ein »normales« handelte. Die Idee dahinter war: Wenn ein typisch weibliches Gehirn sich von einem typisch männlichen unterscheidet, würde der Algorithmus die Gehirne von weitaus mehr Männern als Frauen als »anormal« kennzeichnen.

Doch das tat er nicht. Vielmehr markierte der Algorithmus eine fast identische Zahl an Gehirnen von Männern und von Frauen, die ihm vorher nicht vorlegt worden waren. Dies war auch der Fall, als wir die Studie umkehrten und den Algorithmus zuerst auf die Hälfte der Männergehirne unserer Stichprobe trainierten und ihn dann die Gehirne von Männern und Frauen untersuchen ließen, die ihm unbekannt waren. Was in der Studie geschah, war im Endeffekt, dass der Algorithmus gängige Gehirntypen für ein Geschlecht festlegte – die »normalen« Gehirne – und dann zeigte, dass diese auch beim jeweils anderen Geschlecht häufig auftraten.

Aber was ist mit meiner Hypothese, dass es Geschlechterunterschiede bei der Verbreitung bestimmter Gehirntypen gibt? Um diese Frage zu beantworten, haben wir einen weiteren Ansatz genutzt, das sogenannte unüberwachte Lernen, bei dem ein Algorithmus Objekte auf Ähnlichkeiten basierend ordnet. Zweien solcher Algorithmen wurden Informationen über die Struktur von Frauen- und Männergehirnen gegeben, aber nicht über das Geschlecht der zum Gehirn gehörenden Person. Die Algorithmen erzeugten mehrere Cluster, einige groß (diese repräsentierten Gehirntypen, die beim Menschen häufig auftreten), andere klein (seltene Gehirntypen).

Wir fanden heraus, dass die Anzahl der Gehirne, die zu Frauen und Männern gehörten, in den großen Clustern ziemlich nah beieinanderlagen. Dieses Ergebnis stützt die Resultate, die wir mit dem Algorithmus zur Erkennung von Anomalien erhalten hatten – dass bei Frauen verbreitete Gehirntypen ebenfalls bei Männern verbreitet sind, und umgekehrt.

Dasselbe gilt für die Anzahl von Frauen- und Männergehirnen in den kleinen Clustern, also bei seltenen Gehirntypen. Doch in einigen dieser kleinen Cluster war die Anzahl der Gehirne eines Geschlechts höher als die des anderen – in bestimmten Clustern bis zu sechs Mal höher. Da wir uns auf die mathematische Analyse der Gehirnstruktur beschränkt hatten, ohne auf die biologische Bedeutung des einen oder anderen Musters einzugehen, konnten wir nicht sagen, was diese hinsichtlich der Gehirnfunktion aussagten. Aber diese Resultate bestätigen indirekt meine Hypothese, dass Geschlechterunterschiede in der Häufigkeit bestimmter Psychopathologien mit der unterschiedlichen Verbreitung bestimmter seltener Gehirnmosaike bei Männern und Frauen zusammenhängen könnten.

Schließlich berechneten wir die Wahrscheinlichkeit, dass zwei Gehirne – egal, welches Geschlecht ihre Besitzer haben – im selben Cluster aufzufinden waren. Wir entdeckten, dass eine Frau und ein Mann mit nahezu derselben Wahrscheinlichkeit demselben Cluster zugeordnet waren wie zwei Frauen oder zwei Männer. Dieses Ergebnis bewies anhand realer Gehirne die theoretische Behauptung, die ich oben gemacht hatte – dass die Information über das Geschlecht einer Person nutzlos ist, will man vorhersagen, ob sein oder ihr Gehirn dem eines anderen ähnelt.

Manche Menschen sind verblüfft über diese geringe Vorhersehbarkeit. Wahrscheinlich wurde ich deshalb von Sarah Richardson von der Harvard University, die mich für ihren GenderSci-Blog interviewte, gebeten zu erklären: *Wie kann es sein, dass man häufig das Geschlecht einer Person erraten kann, wenn man ihre Hirnstruktur vor sich hat, andersherum aber das Geschlecht eines Menschen kaum die Voraussagbarkeit der Hirnstruktur erleichtert?*

Ich schlug folgende Analogie vor, die auf die Fragenseite des GenderSci-Blogs aufgenommen wurde. Man stelle sich vor, dass Außerirdische aus dem Weltall kommen und ihrem Heimatplaneten die Kleidung der Menschen beschreiben wollen. Sie ziehen dazu vielleicht Kategorien heran wie dicke gegenüber dünner Kleidung; große Kleidungsstücke (für Erwachsene) gegenüber kleinen (für Kinder); Kleidungsstücke, die man über die Beine zieht, solche für den Oberkörper, für den Kopf oder die Füße, oder sie könnten sie auch nach Farben sortieren. Wenn die Außerirdischen die gesellschaftliche Relevanz von Geschlechterkategorien nicht kennen, fällt es ihnen vielleicht nicht ein, die Kleidung nach solcher für Frauen und solcher für Männer einzuteilen. Doch wenn man sie bitten würde, die Kleidung jeweils einem Geschlecht zuzuordnen, könnten sie es lernen, indem sie sich an Merkmalen orientieren wie Farben, die bei einem Geschlecht verbreiteter sind als beim anderen (zum Beispiel Pink), an Designs, Stoffarten oder Details wie Spitze oder der unterschiedlichen Anordnung der Knöpfe bei Männer- und Frauenhemden.

Wenn sie erst einmal lernen, diese Unterschiede zu machen, werden sie aufgrund der geschlechtsbedingten Variabilität der menschlichen Kleidung das Geschlecht eines Menschen anhand seiner Kleidung beurteilen können, genau wie wir es tun, wenn wir jemandem zum ersten Mal begegnen (zusätzlich zu Attributen wie Frisur, Accessoires und Make-up, die wir ebenfalls dazu heranziehen). Aber das bedeutet nicht, dass die Geschlechterkategorie den wichtigsten Aspekt der Vielfalt menschlicher Kleidung darstellt. In ähnlicher Weise, so erkläre ich in dem GenderSci-Blog, »sagt es uns wenig über die Gehirnstruktur einer Person, wenn wir wissen, dass sie männlich ist, da das Geschlecht kein aussagekräftiger Bestimmungsfaktor bei der Gehirnstruktur des Menschen ist.«[3]

Um das Voraussagerätsel noch deutlicher aufzulösen, eine weitere Analogie – eine, die ohne Aliens auskommt. Vielmehr geht es hierbei um Sprache.

Computerwissenschaftler*innen von der Bar-Ilan-Universität und dem Jerusalem College of Technology haben einen Algorithmus entwickelt, der ermitteln kann, ob ein Text von einer Frau oder einem Mann geschrieben wurde. Sie stützten sich auf Forschungsergebnisse, die besagen, dass der weibliche Stil tendenziell »verwickelter« ist - er versucht, eine Beziehung zwischen Autor*in und Leser*in herzustellen (zum Beispiel durch die Verwendung von Personalpronomen wie in der Phrase »Ich denke«), wohingegen der männliche Stil stärker »informationell« ist. Der Algorithmus funktioniert so, dass er in eine Formel eingibt, wie viele Male ein bestimmtes Wort oder eine grammatikalische Konstruktion auftritt. Die Formel berechnet daraus einen Wert für den Text. Ist dieser Wert höher als die Gesamtzahl der Wörter in dem Text, ist der Autor mit großer Wahrscheinlichkeit männlich; ist sie kleiner, handelt es sich wahrscheinlich um eine Autorin. In einer Studie, die in *Literary and Linguistic Computing* veröffentlicht wurde, bestimmte der Algorithmus mit einer Trefferquote von fast 80 Prozent das Geschlecht des Autors beziehungsweise der Autorin korrekt.[4]

Doch das Geschlecht des Autors oder der Autorin eines Textes zu kennen, gibt einem keinerlei Information über die Häufigkeit, mit der jedes einzelne der stilistischen Merkmale im Text aufgetreten ist, und es gibt auch keinen Hinweis darauf, ob der Text kurz oder lang ist, ein Memoir oder ein Liebesroman, fesselnd oder einschläfernd. Mit anderen Worten, auch wenn Geschlechterunterschiede zwischen

Schreibstilen verwendet werden können, um vorherzusagen, ob ein Text von einer Frau oder einem Mann verfasst wurde, ist die Kategorie des Autorgeschlechts keine sinnvolle, wenn man Informationen über den Text selbst bekommen möchte – genau wie das Wissen, ob ein Gehirn einer Frau oder einem Mann gehört, uns sehr wenig über die Charakteristika dieses Gehirns erzählt.

Kapitel 11

Männer und Frauen im Stress

Manchmal werde ich gefragt: Kann es sein, dass menschliche Gehirne nicht aufgrund ihrer Struktur oder Funktion in männliche und weibliche aufteilbar sind, sondern durch die Art und Weise, wie sie auf externe Faktoren wie Stress reagieren? Bei der Erörterung des Gehirnmosaiks habe ich in der Tat viele Beispiele gebracht, wie sich Stress auf das Gehirn von Ratten auswirkt, und wie verschieden diese Effekte bei weiblichen und männlichen Ratten sein können. Zum Beispiel wurde bei den jährlichen »Stress in America«-Umfragen, durchgeführt von der American Psychological Association, herausgefunden, dass Frauen und Männer tendenziell unterschiedliche körperliche Symptome entwickeln, wenn sie unter Stress stehen, stressbedingte Sorgen unterschiedlich ausdrücken und auf unterschiedliche Art und Weise damit umgehen.[1]

Aber gibt es wirklich zwei Arten, auf Stress zu reagieren, eine weibliche und eine männliche? Als ich die Ergebnisse meiner Gehirnmosaik-Studie erhielt, wollte ich diese Frage genauer untersuchen.

Wieder beschäftigte mich dabei nicht, ob die Reaktionen von Männern und Frauen durch ihr biologisches oder ihr soziales Geschlecht geformt wurden – das heißt, ob sie aufgrund der geschlechtsspezifischen Annahmen darüber hervorgerufen wurden, wie man in stressigen Situationen zu reagieren hat. Von Männern könnte erwartet werden, dem Macho-Ideal entsprechend ihre Emotionen zu verbergen oder sogar einen Streit vom Zaun zu brechen, um nicht das Gesicht zu verlieren, während es in westlichen Kulturen für Frauen als schicklicher gilt, Unsicherheit oder Angst zu zeigen. Mein Ziel war vielmehr herauszufinden, ob bei jedem individuellen Gehirn stressbedingte Veränderungen konstant typisch bei Frauen oder Männern auftraten – oder ob die Gehirne ein Patchwork an Reaktionen zeigten, bei dem einige Reaktionen typisch für Frauen sind, andere für Männer.

Es ist generell schwer zu vergleichen, wie sich die Gehirne von Frauen und Männern als Reaktion auf Stress wandeln, denn um das zu klären, bräuchte man die Scans zahlloser Gehirne vor und nach einem stressigen Erlebnis, doch Scans vor einem solchen Ereignis sind selten. Meinen Kolleg*innen und mir ist es jedoch gelungen, eine Gruppe von Personen zu finden, bei denen »Vorher«- und »Nachher«-Scans aufgenommen wurden.

Wir erfuhren, dass ein Team von Neurowissenschaftler*innen von der Universität Tel Aviv eine Studie durchgeführt hatte, bei der die Gehirne von vierunddreißig weiblichen und männlichen Sanitätern im Militärdienst bei Dienstantritt und etwa drei Jahre später gescannt worden waren. Alle Soldatinnen und Soldaten – sowohl die Frauen als auch die Männer – hatten in dieser Zeit mindestens ein stressiges Erlebnis gehabt: Sie waren Zeug*innen schwerer Unfälle gewesen und hatten Menschen mit schlimmen Kriegsverletzungen behandelt.[2] Zugegeben, es handelte sich nicht um den perfekten Aufbau für ein Experiment, weil die Studie nicht so kontrolliert verlief wie eine mit Labortieren. Doch weil man Menschen nicht aus wissenschaftlicher Neugier unter extremen Stress setzt, schien dies das Beste zu sein, was wir bekommen konnten.

Als die Zusammenarbeit mit den Kolleg*innen organisiert worden war, die die Scans gemacht hatten, schauten wir nach Hirnregionen, deren Stressreaktion sich bei Frauen und Männern unterschied. Wir stellten fest, dass das Volumen vieler Regionen am Ende dieser stressigen Phase tatsächlich nicht mehr dasselbe war, aber überraschenderweise sah es bei beiden Geschlechtern in den meisten Regionen gleich aus. Ich sage »überraschenderweise«, weil auch in der Diskussion um Stressreaktionen von Männern und Frauen meistens eher die Unterschiede hervorgehoben werden.

Als Nächstes konzentrierten wir uns auf die sieben Regionen, die sich bei Frauen und Männern auf unterschiedliche Weise verändert hatten. Zum Beispiel verringerte sich das Volumen eines Teils des Corpus callosum bei Frauen in der Regel, bei Männern hingegen vergrößerte es sich. Das Volumen eines der Sehzentren des Gehirns vergrößerte sich typischerweise bei Männern, blieb dagegen bei Frauen unverändert; und das Volumen des Lobulus parietalis inferior (eine Gehirnregion, die unter anderem an der visuellen Wahrnehmung von Emotionen beteiligt ist) verringerte sich größtenteils bei Männern und blieb bei Frauen unverändert. Dann untersuchten wir die Gehirne einzeln, um für jedes Individuum herauszufinden, ob sich diese Regionen in einer Art und Weise veränderten, die charakteristisch für Frauen oder Männer war.

Nur bei einer einzigen Soldatin hatten alle dieser Hirnregionen einheitlich auf Stress reagiert; sie alle zeigten eine typisch weibliche Reaktion. Dagegen reagierten in den Gehirnen von fünfundzwanzig Soldaten und Soldatinnen manche Regionen typisch weiblich, andere hingegen typisch männlich. In den Gehirnen der übrigen acht Soldatinnen und Soldaten reagierten manche Regionen in einer Art und Weise, die weder typisch weiblich noch typisch männlich war; die anderen Regionen reagierten alle auf eine typisch weibliche oder alle auf eine typisch männliche Weise. Unsere Ergebnisse legen nahe, dass es, zumindest, was die Gehirnstruktur angeht, keine genuin weibliche oder männliche Stressreaktion gibt. Vielmehr reagiert jede Person auf Stress mit einem einzigartigen Mosaik von Veränderungen.[3]

In unserer Studie versuchten wir nicht zu ermitteln, wie sich diese Mosaike bilden. Für die individuellen Reaktionen der Soldat*innen können die Gene verantwortlich sein, Hormone, Erfahrungen, die Persönlichkeit und zahllose andere Faktoren. Und das ist genau mein Punkt. Die Auswirkungen, die das Geschlecht einer Person hat, interagieren mit so vielen anderen Faktoren, dass es zwar durchschnittliche Geschlechterunterschiede bei der Reaktion auf Stress gibt, es aber gleichzeitig unmöglich ist, im Vorhinein zu sagen, wie jede einzelne Hirnregion auf Stress reagieren wird, nur weil man das Geschlecht einer Person kennt. Auch ist es nicht möglich, auf der Basis der Information über das Geschlecht einer Person vorauszusehen, was einen bei einem Blind Date erwartet – wie wir bereits gesehen haben. Wie ich in den nächsten Kapiteln diskutieren werde, können wir darüber hinaus auch nicht aufgrund des biologischen Geschlechts festlegen, welche medizinische Behandlung am besten für eine Person ist, welche Spielzeuge ein Kind am liebsten haben wird oder ob ein Kandidat oder eine Kandidatin für einen bestimmten Job geeignet ist.

Kehren wir noch einmal zu der »Stress in America«-Umfrage zurück, um zu schauen, ob sich darin Belege für die Existenz unterschiedlicher Stressreaktionen von Frauen und Männern finden lassen. Die Pressemitteilung zu dem Bericht von 2010, der einen ganzen Abschnitt dem Thema Gender widmete, beginnt mit der Aussage: »Männer und Frauen berichten von unterschiedlichen körperlichen und mentalen Reaktionen auf Stress.«[4] Doch ein genauerer Blick zeigt, dass auch in diesem Bericht, ähnlich wie es bei Studien über Geschlechterunterschiede in anderen Bereichen geschieht, vor allem die Unterschiede betont und die Ähnlichkeiten ignoriert werden.

Zum Beispiel wird dort behauptet, Frauen würden mit einer höheren Wahrscheinlichkeit als Männer Geld als Stressfaktor nennen: Die Zahlen lauten 79 Prozent bei den

Frauen und 73 Prozent bei den Männern. Mathematisch ist das korrekt, aber in Wahrheit betrachten beide Geschlechter Geld als Stressfaktor -jeweils über 70 Prozent. Entsprechendes gilt für die Feststellung, Frauen seien generell eher »gestresst« im Hinblick auf die Wirtschaft (68 Prozent bei den Frauen, 61 Prozent bei den Männern) und für Männer ist mit höherer Wahrscheinlichkeit die Arbeit eine Ursache für Stress (für 76 Prozent gegenüber 65 Prozent bei den Frauen). Auch wenn diese Abstände statistisch signifikant sind – die Betonung der Unterschiede erzeugt unwillkürlich den Eindruck, die Geschlechter würden sich viel stärker in ihrer Stressreaktion unterscheiden, als dies tatsächlich der Fall ist.

Dasselbe gilt für die Behauptung, Männer würden »viel eher als Frauen sagen, dass sie nichts zur Stressbewältigung tun.« Es ist wahr, dass mehr Männer dieser Aussage zugestimmt haben – 9 Prozent, während es bei den Frauen 4 Prozent sind. Andererseits stimmt es auch, dass *sowohl* Frauen *als auch* Männer *mit überwiegender Mehrheit* – tatsächlich sind es über 90 Prozent aller Befragten – *nicht* angeben, sie würden »nichts gegen Stress unternehmen.«

Durch die Konzentration auf die Unterschiede entsteht ein äußerst unvollständiges Bild. Es erinnert mich an einen alten Witz aus dem Kalten Krieg über einen Wettkampf zwischen zwei Läufern, der eine aus den USA, der andere aus der Sowjetunion. Der Amerikaner gewinnt. In der Sowjetunion wird daraufhin berichtet, der sowjetische Läufer sei als Zweiter ins Ziel gekommen und der Amerikaner vor dem

Letztplatzierten. Korrekt, aber der Eindruck ist natürlich völlig schief.

Und natürlich kann man aus dem »Stress in America«-Bericht nicht ablesen, ob diverse Strategien, die Frauen häufiger anwenden, konstant bei jeder Frau gleich sind und eine »weibliche« Stressreaktion ergeben, und ob die Strategien, die häufiger von Männern angegeben wurden, sich konsequent bei jedem Mann zeigen und man deshalb von einer »männlichen« Stressreaktion sprechen kann. Meine Co-Autorin gibt an, dass sie tendenziell Zeit mit Freunden und der Familie verbringt, um mit Stress zurechtzukommen, genau wie 54 Prozent aller Frauen in der Umfrage und anders als 39 Prozent der Männer. Aber sie liest nicht, um ihren Stress zu bekämpfen, was sie der Gruppe von 66 Prozent der Männer zuordnet, die ebenfalls aussagten, sie würden diese Bewältigungsstrategie nicht anwenden, und nicht der Gruppe von 57 Prozent der Frauen, die dies tun. Sie ist also hinsichtlich ihrer Stressbewältigung ein Mosaik.

»Stress in America« Umfragen liefern Informationen über ein Thema von äußerster Wichtigkeit für das öffentliche Gesundheitswesen. Die erklärten Ziele dieser Institution sind unter anderem, »den Zustand des Stresses im ganzen Land zu untersuchen und seine Auswirkungen zu verstehen.«[5] Es wäre sinnvoll, die Ergebnisse dieser Umfragen unter dem Gesichtspunkt des Mosaikkonzepts zu analysieren. Würde durch eine solche Analyse überprüft, inwieweit bei den einzelnen Männern und Frauen Einheitlichkeit gegeben ist, bin ich bereit zu wetten, dass sich bei den meisten Individuen Mosaike von Sorgen und Stressbewältigungsstrategien zeigen, von denen einige verbreiteter bei Frauen sind, andere bei Männern. Und sollte dies tatsächlich der Fall sein, wäre Stressmanagement effektiver, wenn es die individuellen Mosaike berücksichtigt, statt zu versuchen, Menschen aufgrund von Geschlechterunterschieden in zwei Kategorien einzuteilen.

Kapitel 12

Das Mosaik menschlicher Gesundheit

Frauen und Männer zu behandeln, als würden sie unterschiedlichen Arten angehören, kann der Gesundheit schaden – nicht nur hinsichtlich der Auswirkungen von Stress. Das heißt nicht, dass das Geschlecht eines Menschen in gesundheitlichen Belangen ignoriert werden soll, im Gegenteil. Es bedeutet, dass das binäre Geschlechterverständnis biomedizinische Forschung behindern kann, die uns eigentlich gesünder machen soll.

Viele Jahre lang waren weibliche Wesen von klinischen Studien und von ganzen Bereichen der Grundlagenforschung ausgeschlossen.[1] Bei Tierversuchen lag dies zum Teil daran, dass man fürchtete, die Weibchen würden mit ihren Hormonzyklen die Ergebnisse verpfuschen. (Diese Sorge hat sich als unbegründet herausgestellt;[2] die Hormonwerte männlicher Tiere sind genauso variabel wie die der Weibchen – wie ich weiter unten erläutern werde –, ebenso zahlreiche andere physiologische und verhaltensbezogene Werte.) Ein weiterer Grund war: Wurden einmal ausschließlich Tiere eines bestimmten Geschlechts verwendet, ist es schwierig, diese Praxis aufzugeben. Wissenschaftler*innen, die – zum

Beispiel in der neurowissenschaftlichen Forschung – lange Zeit männliche Labortiere benutzt haben, fürchteten, die Hinzunahme von weiblichen Tieren würde die Ergebnisse verändern. Mit dem Resultat, dass die alte, verzerrte Repräsentation der Geschlechter in der Forschung jahrzehntelang fortgeführt wurde.

Die Einbeziehung von weiblichen Studienobjekten in die Forschung ist jedoch essenziell, wenn man versuchen will, die große menschliche Vielfalt zu erfassen. Es ist daher gut, dass Gesundheitsbehörden auf der ganzen Welt sich eingeschaltet haben, um dieses Ungleichgewicht zu korrigieren. Frauen stellen nun etwas mehr als die Hälfte der Teilnehmer an klinischen Versuchen, die von den National Institutes of Health (NIH) in den USA gefördert werden,[3] und 2016 verlangten die NIH, dass jegliche Grundlagenforschung, die Tests an Menschen vorausgeht, sowohl weibliche als auch an männliche Tiere einbeziehen muss. Das Problem ist, dass das Pendel zu weit ausgeschlagen hat. Das berechtigte Bemühen, beide Geschlechter in die Forschung zu integrieren, hat die Illusion einer Zweiteilung verstärkt, sodass Männer und Frauen nun behandelt werden, als besäßen sie eine völlig unterschiedliche Physiologie.

Ein Spruch, der die Kluft gut beschreibt, die zwischen den Geschlechtern in Bezug auf ihre Gesundheit konstruiert wird, ist das Motto »jede Zelle hat ein Geschlecht«[4]. Diese Aussage bezieht sich auf die Tatsache, dass bei den meisten Individuen die Zellen entweder XX- oder XY-Chromosomen besitzen (wobei es weitere, weniger häufige Kombinationen gibt, wie XYY oder XXX). Aber diese Behauptung ist irreführend; es erinnert mich gar an die Glaubenssätze aus dem achtzehnten Jahrhundert, die ich in Kapitel 2 erwähnte – dass sich das Geschlecht in jedem Organ des Körpers manifestiere. Wir haben bereits festgestellt, dass Zellen zumindest im Gehirn in vielen verschiedenen Formen existieren, nicht ausschließlich in den Varianten XX und XY. Das liegt daran, dass unsere Zellen nicht nur von XX- oder XY-Chromosomen beeinflusst werden, sondern auch durch viele andere Faktoren, darunter Lebensstil, Zusammensetzung des Körpers und Hormone.

Auch Hormone lassen sich nicht in nur zwei Kategorien einteilen.[5] Die gesamte Bandbreite an Sexualhormonen, die so genannt werden, weil sie von den Geschlechtsdrüsen – Eierstöcken und Hoden – produziert werden, ist sowohl bei Frauen als auch bei Männern zu finden. Diese Hormone werden *sowohl* in den Eierstöcken *als auch* in den Hoden produziert, und manche von ihnen werden auch in ganz anderem Gewebe, beispielsweise den Nebennieren hergestellt.[6] Nicht nur das, bei Menschen decken sich die Durchschnittswerte der drei wichtigsten Geschlechtshormone – Östrogen, Progesteron und Testosteron – in den meisten Lebensphasen bei Frauen und Männern. Vom zweiten Lebensjahr bis zur Pubertät unterscheiden sich Mädchen und Jungen nicht, was diese drei Hormone angeht. Bei Erwachsenen sind die durchschnittlichen Werte von Östrogen und Progesteron bei Frauen und Männern ähnlich, abgesehen von bestimmten Spitzenwerten bei Frauen, beispielsweise vor dem Eisprung oder während einer Schwangerschaft. Der durchschnittliche

Testosterongehalt ist bei Männern ab der Pubertät höher, aber auch bei diesem Hormon gibt es Überschneidungen bei den Geschlechtern.[7]

Darüber hinaus schwanken die Werte aller Geschlechtshormone als Reaktion auf innere und äußere Faktoren. In Kapitel 4 habe ich erwähnt, dass die Testosteronspiegel bei Frauen und Männern durch Wettbewerb beeinflusst werden. Auch die Elternrolle wirkt auf dieses Hormon: Väter, die viel Zeit mit ihren Babys verbringen, haben in der Regel niedrigere Testosteronwerte als Väter, die dies nicht tun.[8] Bei männlichen Mäusen sind die täglichen Testosteronschwankungen viel größer als die Veränderungen der Östrogen- und Progesteronwerte während des weiblichen Sexualzyklus.[9]

Selbst die Geschlechtshormone treten also nicht in zwei eindeutig verschiedenen Sets auf, einem »rosafarbenen« mit Östrogen und Progesteron und einem »blauen« mit Testosteron. Und das Hormonprofil einer Person – im Gegensatz zur Form ihrer Genitalien – ist kein für alle Zeiten festgelegtes Charakteristikum, sondern dynamisch und reaktiv. Diese Komplexität wird von der binären Einteilung in »weibliche« und »männliche« Hormone oder die »Physiologie der Frau/des Mannes« nicht erfasst.

Der binäre Ansatz verhindert den Fortschritt medizinischer Forschung, eben weil er die Aufmerksamkeit der Wissenschaftler auf Geschlechter- und Genderkategorien lenkt und fort von dem, was *tatsächlich* im menschlichen Körper geschieht.[10] Wird zum Beispiel eine Differenz zwischen Frauen und Männern bei Symptomen oder in der Reaktion auf eine Behandlung festgestellt, ist es wichtig zu bestimmen, welche Gene oder Hormone dafür verantwortlich sind oder ob sie das Resultat von zahlreichen anderen Faktoren ist, in denen Frauen und Männer im Schnitt verschieden sind, darunter Größe, Gewicht, Muskelmasse, körperliche Aktivität, Jobs und Hobbys, um nur ein paar zu nennen.[11] Einige der gesundheitlichen Unterschiede zwischen Männern und Frauen stehen mit dem Geschlecht in Zusammenhang, andere mit der Geschlechtsidentität. Aber unabhängig von ihrer Ursache setzen sie sich nicht bei jeder einzelnen Frau oder jedem einzelnen Mann auf immer gleiche Weise zusammen und sagen uns so alles über die »Gesundheit der Frau« oder die »Gesundheit des Mannes«, was wir wissen müssen.

Hier ein Beispiel für eine Situation, in der man zu schnell mit einer binären Zuschreibung bei der Hand war. Im Jahr 2013 senkte die amerikanische Food and Drug Administration (FDA) die Dosierung des beliebten Schlafmittels Ambien um die Hälfte – für Frauen, nicht für Männer. Die FDA hatte festgestellt, dass 15 Prozent der Frauen sich am Morgen benommen fühlten, nachdem sie Zolpidem genommen hatten (der Wirkstoff in Ambien), dagegen nur 3 Prozent der Männer.[12] Dann entdeckten Forscherinnen, dass einer der Hauptgründe für diesen Unterschied zwischen den Geschlechtern die durchschnittliche Andersartigkeit bei Parametern wie dem Verhältnis von Fett zu Muskeln war.[13] Ambien wird seither in Varianten für »sie« und für »ihn« verkauft – die niedrigere Dosis in einer rosafarbenen Verpackung, die höhere in einer blauen. Aber diese binäre Herangehensweise hat zur Folge, dass manche Menschen – zum Beispiel übergewichtige Männer mit wenig Muskelmasse – die falsche Dosierung erhalten könnten. Und die 85 Prozent der Frauen, die mit der ursprünglichen Dosierung gut zurechtkamen, werden schlichtweg ignoriert.

Ein anderes Beispiel: Ärzt*innen glaubten eine Zeit lang, dass Frauen von einer bestimmten Behandlung bei Herzversagen mehr profitierten als Männer. Aber eine 2018 im *European Journal of Heart Failure* veröffentlichte Studie hat gezeigt, dass die kardiale Resynchronisationstherapie, bei der Elektroden in das Herz eingesetzt werden, um die Funktion der Ventrikel zu synchronisieren, vor allem bei kleineren Patienten funktioniert.[14] Da Frauen im Schnitt kleiner sind als Männer, wurde dieser Erfolg fälschlicherweise als »weiblicher« Vorteil betrachtet, dabei profitieren kleine Männer mehr von dieser Therapie als große Frauen, wie sich schließlich herausstellte.

Die Betonung von Geschlechter- oder Genderkategorien kann sogar tödlich sein. Wenn eine Erkrankung als »männlich« oder »weiblich« klassifiziert wird, kann sie beim »falschen« Geschlecht fehldiagnostiziert werden. Die Menschen neigen dazu, Herzleiden als Männerkrankheiten zu betrachten, doch sie sind der Killer Nummer eins für Frauen in den USA und übersteigen die Zahlen der von Brustkrebs verursachten Tode bei Weitem.[15] Da die Herzerkrankungen über Jahre hinweg vor allem an Männern erforscht wurden, werden Symptome, über die Frauen klagen – Rückenschmerzen, Übelkeit und Kopfschmerzen – als ungewöhnlich betrachtet, und das verhindert die korrekte Diagnose und Behandlung in Situationen, in denen jede Minute zählt. Männer, die Symptome entwickeln, die eher typisch für Frauen sind, statt der klassisch »männlichen« Schmerzen in der Brust, riskieren ebenfalls eine verspätete oder falsche Diagnose.

Allmählich wird das Genderlabel von einer Krankheit entfernt, die derart stark als weibliches Problem wahrgenommen wird, dass sogar der Name keinen Platz für Männer lässt: Es geht um die Wochenbettdepression. Man hat festgestellt, dass auch manche Väter vor oder nach der Geburt eines Babys an Depressionen leiden. Im Jahr 2018 war in einer im *JAMA Pediatrics* veröffentlichten Studie zu lesen, dass die Zahlen bei beiden Geschlechtern überraschend nah beieinanderlagen.[16] Von Tausenden frischgebackener Eltern, die die Fragebögen beantworteten, erfüllten 5 Prozent der Mütter und 4,4 Prozent der Väter die Kriterien für eine Depression. Der Ansatz, beide Elternteile auf Hinweise für eine Depression zu untersuchen, »könnte ausschlaggebend sein, um das bestmögliche Ergebnis für Kinder und ihre Familien zu erzielen«, schreiben die Forscher*innen in ihrem Bericht.

Die personalisierte Medizin der Zukunft wird zahlreiche Variablen berücksichtigen müssen, darunter solche, die mit dem Geschlecht oder Gender zusammenhängen, und individuelle Therapien für jeden einzelnen Menschen entwickeln. Die binäre Kategorisierung nach Gendern zu überwinden – und stattdessen die Komplexität der menschlichen Physiologie wie auch der Geschlechter selbst zu berücksichtigen – ist ein entscheidender Schritt, damit dieser Ansatz funktioniert.

Kapitel 13

Das Mosaik des menschlichen Geistes

Jane, die ursprünglich aus Kalifornien stammt und nun in Israel lebt, hat mir von ihrer eigenen Version der Mosaikidee erzählt. Als Teenager und junge Erwachsene in den 1960er- und 1970er-Jahren ist sie mit der Frauenbewegung aufgewachsen, die in der Zeit, als Jane ihren Bachelorabschluss machte, auf dem Campus der University of California in Santa Cruz sehr präsent war. Dennoch fühlte sie sich damals oft »wie ein Freak«, weil sie nicht dem feministischen Stereotyp entsprach. Sie war sanftmütig und schüchtern, aber nicht der mütterliche Typ, außerdem war sie gut in Mathe und im Reparieren von Dingen. Nachdem sie nach Israel ausgewandert war und sich in einer Gemeinschaftssiedlung, einem Kibbuz, niedergelassen hatte, arbeitete Jane dort zuerst in der Nähwerkstatt, bewarb sich dann aber auf eine Stelle als Wartungstechnikerin, bei der es zu ihren Aufgaben gehörte, die Melkmaschinen zu reparieren. Dort gefiel es ihr viel besser. Sieben Jahre arbeitete sie erfolgreich in dem Job und lernte dann einen Mann an, der ihn von ihr übernahm.

Nachdem sie von meiner Forschung zum Mosaik des Gehirns gelesen hatte, erzählte Jane mir, dass es dem entsprach, was sie aus ihrem eigenen Leben kannte. »Ich erinnere mich an feministische Debatten darüber, ob Frauen und Männer unterschiedlich sind oder nicht. Ich bin froh, dass das Konzept vom Gehirnmosaik nicht behauptet, zwischen den Geschlechtern bestünde kein Unterschied, sondern dass sich die Unterschiede darin vielmehr auf eine Art und Weise vermischen, die viel komplizierter ist als die einfache Einteilung in männlich und weiblich.«

Wie verbreitet ist diese »Vermischung« maskuliner und femininer Züge? Meine Kolleg*innen und ich beschlossen, dieser Frage mit derselben wissenschaftlichen Methode nachzugehen, die wir angewandt hatten, um die Gehirnstruktur zu untersuchen – im Zusammenhang mit der oben bereits besprochenen Studie, die 2015 in den *Proceedings of the National Academy of Sciences, USA* veröffentlicht wurde.[1]

Man beachte, dass ich mich vom Gebiet der Hirnstruktur zu dem der Persönlichkeit und des Verhaltens bewegt habe – also der Hirnfunktion. Das Verhältnis zwischen Hirnstruktur und -funktion ist komplex. Normalerweise kann man keinen direkten Ursache-Wirkung-Zusammenhang zwischen diesem oder jenem Gehirnmerkmal und einem bestimmten Aspekt der Persönlichkeit oder des Verhaltens herstellen. Aber die Beschreibung des menschlichen Gehirns als Mosaik statt als Set von ausschließlich »männlichen« oder ausschließlich »weiblichen« Merkmalen passt perfekt zu der Annahme, dass jeder von uns feminine und maskuline Wesenszüge besitzt, und dass Menschen selten ganz und gar das eine oder das andere sind.

Um diese Idee zu testen, besorgten wir Datensätze über psychologische Charakteristika und Verhaltensweisen einer großen Anzahl von Personen und fragten: Ergänzen sich die Geschlechterunterschiede in diesen Bereichen so systematisch, dass man von zwei Arten von Menschen sprechen kann, die jeweils eine bestimmte Kombination an Eigenschaften, Haltungen, Interessen und Verhaltensweisen aufweisen, oder bilden sie – wie es bei der Hirnstruktur der Fall ist – Mosaike femininer und maskuliner Charakteristika? Wie bei der Studie zur Gehirnstruktur achteten wir nicht darauf, ob die Unterschiede zwischen Männern und Frauen durch Anlage oder Umwelt verursacht waren. Wir schauten nur nach den auffälligsten Geschlechterunterschieden bei Persönlichkeit oder Verhalten und wollten sehen, ob sie zwei Typen der menschlichen Natur ergeben.

Wir entdeckten bald, was die Psychologin Janet Hyde von der University of Wisconsin-Madison und andere bereits gezeigt hatten: dass die Werte, die von Frauen und Männern erzielt wurden, bei den meisten Parametern, die Psycholog*innen messen können, viel ähnlicher sind, als man gemeinhin annimmt, und dass, wenn durchschnittliche Abweichungen zwischen den Geschlechtern gefunden werden, diese in der Regel gering sind.[2] Als wir zum Beispiel einen Datensatz von einer landesweiten Umfrage unter ungefähr 7000 Amerikanern und Amerikanerinnen analysierten, in der Persönlichkeitsmerkmale und Wohlbefinden abgefragt wurden (»Midlife Development in the US« oder MIDUS genannt), stellten wir fest, dass wir diese Daten nicht verwenden konnten. Bei allen außer einer der sechsundfünfzig Variablen in der Umfrage existierten keine Unterschiede zwischen Männern und Frauen, oder sie waren so gering, dass es keinen Sinn ergeben hätte, »tendenziell weibliche« und »tendenziell männliche« Werte zu definieren.

Doch wir fanden ein paar Datensätze, bei denen die Geschlechterunterschiede groß genug für unsere Analyse waren. Wir wählten drei aus, die zusammengenommen Persönlichkeitsmerkmale, Meinungen, Interessen und Verhaltensweisen von über 5500 amerikanischen Jugendlichen abbildeten. Nach derselben Methode wie in der Studie zur Hirnstruktur wählten wir Variablen aus, bei denen durchschnittlich die größten Unterschiede zwischen weiblichen und männlichen Teenagern bestanden und legten »tendenziell weibliche«, »tendenziell männliche« und »mittlere« Werte fest.

Aus dem Datensatz mit 570 Jugendlichen aus einer Studie mit dem Titel »Maryland Adolescent Development in Context Study« (MADICS) wählten wir sieben Variablen, bei denen die jungen Frauen und Männer am stärksten voneinander abwichen, darunter Selbstwertgefühl, Sorge um das Gewicht und die Kommunikation mit den Eltern. Nicht eine einzige Person hatte ausschließlich feminine oder maskuline Werte, 59 Prozent der Jugendlichen wiesen hingegen sowohl feminine als auch maskuline Charakteristika auf. Die Tabelle (im Nachsatz dieses Buches abgebildet) spricht für sich: Sie stellt jeden Studienteilnehmer als einzigartiges Mosaik verschiedener Abstufungen von Rosa (»tendenziell weiblich«),

Weiß (»Zwischenfeld«) und Blau (»tendenziell männlich«) dar.

Genau wie bei der Tabelle mit den Gehirnen aus Kapitel 7 (im Vorsatz dieses Buches abgedruckt) kann man die Unterschiede auf der Gruppenebene leicht erkennen – mehr Rosa bei den Frauen und mehr Blau bei den Männern. Aber wenn man sich jedes Individuum anschaut – also eine einzelne Zeile –, sieht man, dass die meisten über rosafarbene und blaue Merkmale verfügen, keines jedoch nur über rosafarbene oder blaue.

Auch in einem viel größeren Datensatz von 4860 Jugendlichen aus der »National Longitudinal Study of Adolescent Health« gab es keine einzige Person mit ausschließlich femininen oder maskulinen Charakteristika. Die Variablen mit den größten Geschlechterunterschieden waren Depression, empfundenes Gewicht, Straffälligkeit, Impulsivität, Glücksspiel, Beteiligung an Hausarbeit, sportliches Engagement und der »Bem-Weiblichkeits-Wert« (benannt nach der Psychologin Sandra Bem, die ihn entwickelt hat). Wahrscheinlich können Sie sich denken, was davon höhere Werte bei weiblichen und was bei männlichen Jugendlichen erzielte, aber vielleicht überrascht es Sie, dass 70 Prozent von ihnen sowohl feminine als auch maskuline Eigenschaften aufwiesen.

Noch eindrücklicher waren die Ergebnisse aus einem weiteren Datensatz: einer Studie mit etwa 260 Psychologiestudentinnen und -studenten an einer Universität im amerikanischen mittleren Westen, durchgeführt von Bobbi

Carothers von der Washington University in St. Louis und Harry Reis von der University of Rochester.[3] Sie umfasste zehn sehr genderstereotypische Verhaltensweisen und Aktivitäten: Boxen, Heimwerken, Golfspielen, Videospiele spielen, Scrapbooking, Baden, Telefonieren, das Anschauen von Pornos oder Talkshows und die Verwendung von Kosmetik (der größte Unterschied betraf letztere Aktivität: die Wahrscheinlichkeit, das Geschlecht eines Teilnehmers auf der Basis des Gebrauchs von Kosmetika zu erraten, lag bei über 90 Prozent). Aber als wir uns ansahen, wie sich diese Variablen bei den einzelnen Studierenden zusammenfügten, besaß weniger als ein Prozent von ihnen lediglich »maskuline« oder »feminine« Charakteristika; die meisten – 55 Prozent – waren weiblich-männliche Mosaike.

Falls Sie die Konzepte von Maskulinität und Femininität angesichts dieses Mosaiks an Eigenschaften infrage stellen, sind Sie damit nicht allein. Wie ich im nächsten Kapitel beschreiben werde, haben Akademiker*innen in den vergangenen Jahrzehnten eine radikale Revision dieser Konzepte angeregt. Dieser Wandel passt sehr gut zu meiner Mosaikidee. Und er spiegelt wider, was wir alle aus eigener Erfahrung kennen: Sinn für Humor bedeutet nicht gleichzeitig, dass man gut im Kartenlesen ist, sanftmütig zu sein bedeutet nicht, dass man hervorragend darin ist, seine Gefühle auszudrücken, und aggressives Verhalten ist kein Beweis für eine besondere Mathebegabung.

Teil 3

Das Problem mit Gender

Kapitel 14

Von der Zweiteilung der Geschlechter zum Mosaik

Die moderne Erforschung von Weiblichkeit und Männlichkeit begann in den 1930er-Jahren, als Lewis Terman und Catharine Cox Miles den 600-Seiten-Wälzer *Sex and Personality* veröffentlichten. Ausgehend von der Überzeugung, dass Frauen und Männer »charakteristische geschlechtsspezifische Unterschiede im Verhalten zeigen, und dass diese Unterschiede so tief verwurzelt und einflussreich sind, dass sie der gesamten Persönlichkeit einen eigenen Charakter verleihen«,[1] entwickelten sie einen Fragebogen mit 456 Punkten, die Männer und Frauen im Durchschnitt unterschiedlich beantworteten. Die Punkte enthielten zahlreiche Subskalen, darunter Hobbys, Interessen, Allgemeinwissen, bevorzugte Lektüre, Eigenschaften und Einstellungen. In einem Fall wurden die Befragten beispielsweise gebeten, einen Satz mit einem Wort zu vervollständigen, durch das eine Aussage korrekt wird. Dabei hatten sie die Wahl zwischen mehreren vorgegebenen Wörtern, wie in dem Beispiel »Dinge, die in Fett schwimmend erhitzt werden, bezeichnet man als: gekocht, gegrillt, frittiert oder gebraten.« Kochen war damals noch eine strikt weibliche Aufgabe im Haushalt, es war also wahrscheinlich, dass eher Frauen als Männer die korrekte Antwort, »frittiert«, geben würden, die daher als typisch weibliche Antwort gewertet wurde, wohingegen die anderen drei Optionen als typisch männlich eingeordnet wurden. Bei jeder Person wurde die Anzahl der typisch weiblichen Antworten von der der typisch männlichen abgezogen und der Teilnehmer beziehungsweise die Teilnehmerin bekam einen sogenannten M-F-Wert zugeordnet (»M« für »male«, also männlich, »F« für »female«, also weiblich). Dieser konnte von -456 für extrem weiblich bis +456 für extrem männlich reichen. Tatsächlich lag er bei Frauen zwischen -200 und +100 (im Schnitt -70) und bei Männern zwischen -100 und +200 (mit einem Durchschnitt von +52).[2]

Jahrelang verwendeten Psycholog*innen danach ähnliche Fragebögen, aber sie stießen ständig auf Probleme. Die Ergebnisse, die sie mit den Fragebögen erzielten, passten nicht zu dem, wie die Menschen ihre eigene Männlichkeit oder Weiblichkeit beurteilten oder wie sie von anderen gesehen wurden. Am störendsten war die geringe Korrelation zwischen den Werten der unterschiedlichen Subskalen. Zum Beispiel konnten Menschen bei »Allgemeinwissen« männliche und bei »Eigenschaften« weibliche Werte haben.

Diese Beobachtungen hätten zu der Schlussfolgerung führen müssen, dass die Geschlechtsidentität der Menschen mosaikförmig ist, aber die Wissenschaftler*innen wie auch die breite Öffentlichkeit hatten Schwierigkeiten, die bestehenden Ideale von Maskulinität und Femininität aufzugeben.

In den 1970er-Jahren läuteten zwei Psychologinnen, Sandra Bem[3] (im vorherigen Kapitel im Zusammenhang mit dem nach ihr benannten Weiblichkeitswert erwähnt) und Janet Spence[4] unabhängig voneinander einen Wandel im Denken über Gender ein. Beide entwickelten einen neuen Fragebogen, in dem Männlichkeit und Weiblichkeit getrennt gemessen wurden. Der Personal Attributes Questionnaire (PAQ) beispielsweise, von Spence und ihren Kolleg*innen entwickelt, lud die Befragten dazu ein, sich selbst im Hinblick auf Merkmale zu bewerten, die bei Männern geschätzt werden – wie Unabhängigkeit, Selbstvertrauen, das Aushalten von Druck und Weltgewandtheit –, sowie auf Attribute, die bei Frauen positiv gewertet werden – wie Emotionalität, Sanftheit, Sensibilität für die Gefühle anderer, Kinderliebe. Entscheidend dabei ist, dass jeder Person sowohl auf der männlichen als auch auf der weiblichen Skala Werte zugeordnet wurden.

Auf der Basis der Ergebnisse dieser neu entwickelten Fragebögen schlossen sowohl Spence als auch Bem, dass Maskulinität und Femininität kein eindimensionales Kontinuum darstellen, sondern eher als zwei verschiedene Dimensionen zu betrachten sind. Hat eine Person hohe Werte auf der einen Skala, muss sie nicht zwangsläufig auf der anderen niedrige Werte haben.

Mit diesem zweidimensionalen Ansatz stießen sie jedoch

ebenfalls auf Schwierigkeiten. Beide, Spence und Bem, verwendeten enge Definitionen: Maskulinität korrespondierte grob gesagt mit Dominanz, Femininität mit Fürsorge. Aber die Messungen auf diesen Skalen passten nicht zu anderen Aspekten von Männlichkeit und Weiblichkeit.

Schließlich regte Spence in den 1990ern an, dass die Menschen »Spektren« männlicher und weiblicher Züge darstellten. In einem Artikel von 1993 schreibt sie, dass »Männer und Frauen nicht alle Attribute, Interessen, Einstellungen, Rollen und Verhaltensweisen zeigen, die von ihrem Geschlecht aufgrund der deskriptiven und präskriptiven Stereotype der Gesellschaft erwartet werden, sondern nur einige davon. Sie können auch einige der Charakteristika und Verhaltensweisen an den Tag legen, die mit dem anderen Geschlecht assoziiert werden.«[5]

Doch Spences Konzept setzte sich nicht durch. Ich hoffe, das tut es jetzt. Meine jüngsten Forschungsergebnisse unterstützen ihre These jedenfalls.

Die wiederkehrende Beobachtung, dass Menschen Mosaike aus stereotypisch weiblichen und männlichen Charakteristika sind, lässt die Vorstellung von einer weiblichen und einer männlichen Natur ebenso bedeutungslos werden, wie die eines weiblichen und eines männlichen Gehirns. Welches der unendlich vielen Persönlichkeitsmosaike, die Frauen aufweisen, sollte als die weibliche Natur schlechthin betrachtet werden? Und welches der zahlreichen Mosaike, die bei Männern zu finden sind, könnte die typisch männliche Natur repräsentieren? Wenn wir uns Frauen oder Männer als Gruppe anschauen, existieren eindeutig durchschnittliche Unterschiede zwischen den Geschlechtern, und manchmal entsprechen sie sogar den Klischees. Aber echte Durchschnittsfrauen und -männer sind äußerst selten.

Kapitel 15

Genderillusionen

Warum scheinen Frauen und Männer dann so unterschiedlich zu sein?

Die Antwort liegt in der Einteilung der Menschen in ebenjene zwei soziale Kategorien: Frauen und Männer. Diese Einteilung hat großen Einfluss darauf, wie wir uns verhalten und wie wir das Verhalten anderer beurteilen. Verhalten – und unsere Wahrnehmung davon – spiegelt nicht nur die Mosaike der Menschen hinsichtlich ihrer Fähigkeiten, Eigenarten und Vorlieben wider, sondern auch die Rollen, die sie in der Gesellschaft einnehmen, die Situationen, in denen sie sich befinden, ihren Status sowie ihre eigenen Erwartungen und die anderer. All dies ist in unserer Gesellschaft bei Männern und Frauen unterschiedlich – und so entsteht die Illusion, Menschen seien zwei verschiedenen Arten zuzuordnen.

Wir begegnen Frauen und Männern normalerweise in unterschiedlichen Situationen, die verschiedene Aspekte ihrer Persönlichkeiten zum Vorschein bringen, aber wir neigen dazu, für diese Variabilität in ihrem Verhalten eher das Geschlecht verantwortlich zu machen als das jeweilige Umfeld.

Zum Beispiel sehen wir vermutlich mehr Männer als Frauen bei einem Businessmeeting, und auf dem Spielplatz mehr Frauen als Männer. Diese beiden Kontexte verlangen nach unterschiedlichen Verhaltensweisen, aber wir schreiben sie dem Geschlecht der Personen zu: Wir schlussfolgern, dass Männer durchsetzungsfähig sind und Frauen fürsorglich.

In meinen Vorträgen zeige ich manchmal ein Foto von mir, das ein paar Jahre alt ist. Darauf klettern meine drei damals noch kleinen Kinder auf mir herum und zerzausen mein Haar. Ich lade die Zuhörer*innen ein, sich vorzustellen, was sie über mich denken würden, wenn sie mich in dieser Situation kennengelernt hätten. Wahrscheinlich wären sie zu dem Schluss gekommen, dass ich viel netter und warmherziger bin als die Dozentin, die vor ihnen steht. Sie werden jedoch eher dazu neigen, mich für einen akademischen Menschentyp zu halten, wenn sie mich als Vortragende kennengelernt haben. Natürlich verändern sich nicht meine Fähigkeiten, wenn ich die Rollen wechsle, mein Verhalten dagegen ist sehr wohl ein anderes.

In ähnlicher Weise wurde viel über die unterschiedlichen Arten geschrieben, wie Männer und Frauen reden, was sich aber bei näherer Betrachtung als eine Frage des Status herausstellt, nicht der Geschlechterzugehörigkeit. Sowohl Frauen als auch Männer in einer höheren Position neigen dazu, eine als maskulin geltende Redeweise anzunehmen (zum Beispiel Blickkontakt zu vermeiden und den anderen zu unterbrechen),[1] wohingegen Männer und Frauen mit niedrigerem Status einen als weiblich geltenden Stil annehmen (zum Beispiel grundlos zu lächeln).[2] Wenn meine Studierenden – weiblich wie männlich – mir eine E-Mail schicken, sprechen sie mich mit »Sehr geehrte Frau Professorin Joel« an, stellen höflich den Grund ihres Schreibens dar und beenden die Nachricht mit »Danke« und »Mit freundlichen Grüßen«. Meine Antwort dagegen ist oft kurz und sachlich. Aber wenn ich dem Präsidenten meiner Universität eine Mail schreibe, formuliere ich sie ebenso respektvoll wie meine Studierenden, wenn sie sich an mich wenden.

Diese Beispiele zeigen, wie leicht man Anpassungen an den Kontext fälschlicherweise als Genderunterschied interpretieren kann. Oft aber verhalten Männer und Frauen sich im selben Kontext dennoch unterschiedlich – nicht, weil sie biologisch oder psychologisch verschieden sind, sondern schlicht und einfach, weil sie dem einen oder anderen Geschlecht angehören. Unsere Erwartungen an uns selbst als Frauen oder Männer, genau wie die Erwartungen anderer, lassen uns unser Verhalten »gendern«, selbst wenn wir uns dieser Erwartungen nicht bewusst sind. Zum Beispiel haben Studien gezeigt, dass Frauen im Durchschnitt dazu neigen, in der Öffentlichkeit für ihre Leistungen weniger Anerkennung zu verlangen als im Privaten – denn Bescheidenheit gilt als weibliche Tugend. Männer hingegen bewerten ihre Leistungen in beiden Rahmen gleich.[3] Andererseits zeigen Studien, dass Männer im Gegensatz zu Frauen stärker in der Öffentlichkeit als im Privaten zu ihren Überzeugungen stehen – weil von Männern erwartet wird, sich nichts sagen zu lassen.[4]

Erwartungen, die wir aufgrund unserer Geschlechtsidentitäten an uns selbst haben, beeinflussen auch das Niveau unserer Leistungen. Ein Beispiel ist die sogenannte Bedrohung durch Stereotype – die Befürchtung, dass eine schlechte Leistung ein Stereotyp über die intellektuelle Unterlegenheit unserer Gruppe bestätigen könnte. Studien zeigen beispielsweise, dass die Bedrohung durch Stereotype die Fähigkeit, mentale Rotation zu praktizieren, verschlechtern kann. In einer Studie, in der Studierenden Fragen zu ihrer Geschlechtsidentität gestellt wurden, bevor sie mentale Rotation praktizierten, schnitten die weiblichen Probanden im Durchschnitt bedeutend schlechter ab als die männlichen. Der Unterschied zwischen den Geschlechtern fiel jedoch sehr viel geringer aus, wenn die Studierenden stattdessen gebeten wurden, darüber nachzudenken, dass sie an einer Elite-Universität eingeschrieben waren.[5]

Die Einteilung von Menschen in zwei soziale Geschlechter hat nicht nur Auswirkungen auf unser eigenes Verhalten, sondern auch darauf, wie wir das Verhalten anderer bewerten. Wir legen die Schemata ihrer Geschlechtsidentität oder -stereotype an, das heißt, unserer Überzeugungen darüber, wie Frauen und Männer sind.

Studien aus der Sozialpsychologie machen deutlich, dass es sehr schwer ist, ein Geschlechterstereotyp zu verändern, wenn es sich erst einmal durchgesetzt hat. Wir neigen dazu, Details wahrzunehmen und zu erinnern, die dem Klischee entsprechen, und ignorieren diejenigen, die nicht dazu passen. Wenn wir ein Charakteristikum entdecken, das mit dem

Stereotyp konform geht, schreiben wir es dem Geschlecht zu, und wenn nicht, tun wir es als Ausnahme ab oder machen die Umstände oder die individuelle Persönlichkeit eines Menschen verantwortlich.

Zum Beispiel hört man oft, dass Jungen »von Natur aus« gerne mit Bauklötzen und LKW spielen und Mädchen sich »von Natur aus« für Puppen entscheiden. Wenn ein Junge also mit Bauklötzen spielt, sagen seine Eltern: »Er ist ein typischer Junge!« Aber wenn er ebenso gerne mit Puppen spielt, sagen sie: »Mein Danny ist etwas ganz Besonderes, er liebt Babys.« Wenn ein Mädchen mit Puppen spielt, sagen die Eltern: »Sie ist ein typisches Mädchen!« Aber wenn es außerdem Fußball mag, sagen sie: »Ruthie kommt ganz nach ihrem Vater.«

Da die meisten von uns ein Mosaik an Gendercharakteristika besitzen, ist es leicht, in einer Person zu sehen, was wir erwarten: einen Mann oder eine Frau, einen Jungen oder ein Mädchen – wie meine Freundin Lisa bei ihren drei Töchtern. Wenn wir Wesenszüge ignorieren, die nicht zum Stereotyp passen, oder sie durch andere Faktoren begründen, gelingt es uns außerdem, die Stereotype aufrechtzuerhalten, selbst wenn sich die Anzeichen offensichtlich widersprechen. Über einen sentimentalen Mann könnten die Leute zum Beispiel sagen: »Wahrscheinlich ist er ein Dichter«, oder über einen schlechten Autofahrer: »Kein Wunder, er hängt ja auch am Handy«; auf diese Weise würden die Stereotype unangetastet bleiben, dass Männer gute Autofahrer und nicht sentimental sind.

Manchmal gehen wir mit Verhaltensweisen, die den Stereotypen entgegengesetzt sind, so um, dass wir das Stereotyp nicht infrage stellen, sondern es bekräftigen. Beispielsweise wird ein Mädchen, das gern auf Bäume klettert, als burschikos bezeichnet (im Englischen sagt man »tom*boy*«). Und so verstärkt die Begegnung mit einem abenteuerlustigen Mädchen das Stereotyp, dass in der Regel Jungen, nicht Mädchen, abenteuerlustig sind.

Hätten wir einen Mann und eine Frau mit einem identischen Mosaik an Charakteristika vor uns, würden sie sich nicht nur unterschiedlich verhalten, weil der eine das Label »Mann« trägt und die andere das Label »Frau«, sondern wir würden sie aus demselben Grund auch unterschiedlich wahrnehmen: ihn als männlicher, als er ist, und sie als weiblicher.

Durch zahllose äußere Signale stellen wir sicher, dass wir die Geschlechtsidentität eines Menschen vom Moment seiner Geburt an leicht identifizieren können. Wir kleiden das weibliche Baby rosa, das männliche blau[6] und markieren Frauen und Männer ihr Leben lang durch Kleidung, Kosmetik, Schmuck und Frisur als verschieden – was dafür sorgt, dass wir gleich bei der ersten Begegnung nicht das einzigartige Mosaik sehen, das ein Mensch darstellt, sondern eine Frau oder einen Mann.

Was die Wahrnehmung des Mosaiks darüber hinaus behindert, ist die implizite Annahme, dass die Menschen innerlich kohärent und stimmig sind, also konsequent männlich oder konsequent weiblich. Wenn wir auf jemanden treffen, in dem sich extrem feminine und extrem maskuline Wesenszüge so deutlich vereinigen, dass wir die nicht zum sozialen Geschlecht »passenden« nicht übersehen können, ist die Reaktion häufig skeptisch.

Eines meiner Kinder ist ein großer Fußballfan, was in Israel als Männersport gilt. Mein Sohn ist treuer Barcelona-Anhänger und versuchte jahrelang, sich auszurechnen, ob er und Lionel Messi sich irgendwann einmal auf dem Platz begegnen könnten. Seine Mannschaftskameraden können kaum glauben, dass er auch Klavier spielt und Babys liebt.

Oder man nehme das Beispiel von Ayelet Shaked, einer politischen Hardlinerin, die, als ich dieses Buch schrieb, Israels Justizministerin war. Sie ist zudem eine auffallend gutaussehende Frau, die ihr üppiges Haar offen trägt und sich gern farbenfroh kleidet. Während Shakeds gesamter Amtszeit gab es einen großen Wirbel in den Medien, nicht nur wegen ihres harten, umstrittenen politischen Kurses – zum Beispiel hinsichtlich der Neudefinition der Rolle des israelischen obersten Gerichts –, sondern auch wegen ihres Aussehens.[7] Ihre Entscheidung, ihre Weiblichkeit in den Vordergrund zu rücken, schien manche Journalist*innen, egal welchem politischen Lager diese nahestanden, zu verwirren. Aber all diese Diskussionen wären hinfällig, hätten die Berichterstatter*innen akzeptiert, dass Shaked, genau wie die meisten von uns, ein einzigartiges Mosaik an maskulinen und femininen Eigenschaften besitzt, statt sie durch die Linse des Genderschemas zu betrachten.

Der Glaube, dass die Charakteristika des sozialen Geschlechts kohärent sein müssen, kann in bestimmten Situationen dazu führen, dass wir Verhalten vermeiden oder verbergen, wenn es als äußerst unangemessen für unser Geschlecht gilt, damit man uns nicht unqualifiziert hält für Tätigkeiten, die traditionell dem anderen Geschlecht zugeschrieben werden. Das tun wir unter Umständen instinktiv schon sehr früh. Als Kind spielte ich unheimlich gern Fußball und Basketball mit den Nachbarsjungen, weshalb ich meiner kleinen Schwester befahl, ihnen nicht zu erzählen, dass ich zu Hause mit ihr mit Puppen spielte. Ich hatte Sorge, dass sie mich ausschließen würden, wenn sie es wüssten. Politikerinnen tragen häufig einen Kurzhaarschnitt und farblich unauffällige Anzüge. In ähnlicher Weise spielen Frauen, die in anderen männlich dominierten Umfeldern arbeiten, ihre weibliche Identität herunter. Kolleginnen von mir in »maskulinen« Disziplinen wie Computerwissenschaften tragen in der Regel keinen Lippenstift oder High Heels, weil sie fürchten, sonst als Wissenschaftlerinnen nicht ernstgenommen zu werden. Auf »männlichem Territorium« weibliche Attribute zur Schau zu stellen, kann ein harter Kampf werden – im echten Leben genauso wie in Büchern und Filmen. In dem Film *Natürlich blond* nimmt die Heldin allerhand Strapazen auf sich, um zu beweisen, dass sie eine blonde Sexbombe *und* eine brillante Anwältin sein kann. Sie kämpft für ihr Recht, ihr menschliches Mosaik auszuleben.

Der Mythos der Existenz von zwei sozialen Geschlechtern ist genau das: ein Mythos. Er hält der Überprüfung durch die moderne Wissenschaft nicht stand. Mythen sind Geschichten, die erklären, warum die natürliche oder soziale Welt ist, wie sie ist, und warum sie nicht anders sein kann. Ein Mythos ist leicht zu identifizieren, wenn er einer anderen Kultur entstammt. Aber die Mythen unserer eigenen behandeln wir wie Wahrheiten.

Mythen, die eine in zwei Geschlechtsidentitäten geteilte Welt erklären, gab es schon immer: dass Adam vor Eva geschaffen wurde; dass Männer intelligenter sind als Frauen, weil sie größere Schädel haben; dass Frauen ein weibliches und Männer ein männliches Gehirn besitzen. All diese Mythen rechtfertigen die Existenz von Gender als einem sozialen System, in dem Menschen aufgrund der Form ihrer Genitalien ungleich behandelt werden und unterschiedlichen Zugang zur Macht bekommen.

Die Tatsache, dass Gender ein Mythos ist, bedeutet jedoch nicht, dass es nicht existiert. Ganz gewiss tut es das – aber nicht als intrinsische Kombination an Eigenschaften, sondern als Gesellschaftsform, die dem Geschlecht eine Bedeutung beimisst und Männern und Frauen unterschiedliche Rollen, Positionen und Anteile an der Macht zugesteht. Das System übt einen enormen Einfluss auf unser Leben aus und drängt uns allen, die wir Mosaike sind, eine Einteilung in zwei Kategorien auf.

Kapitel 16

Binäre Gehirnwäsche

Als ich Mitte der 1990er-Jahre mein allererstes wissenschaftliches Manuskript zur Veröffentlichung einreichte, zusammen mit Ina Weiner, der Betreuerin meiner Doktorarbeit, verwendeten wir unsere Initialen statt unserer vollständigen Vornamen. Es war ein provokanter Aufsatz, in dem wir die damals herrschende Sichtweise darüber infrage stellten, wie die Frontallappen mit den Basalganglien verbunden sind, eine Gruppe tiefsitzender neuronaler Cluster unterhalb des Cortex. Wir befürchteten, wenn die Gutachter*innen wüssten, dass wir Frauen sind, wären unsere Chancen, den Text zu publizieren, gleich null. Ich weiß nicht, ob die Initialen geholfen haben, aber das Paper wurde im Journal *Neuroscience* gedruckt[1] und gehörte letztlich zu einer Reihe von Aufsätzen, die mit dem Dogma aufräumten.

Vielleicht wirkt das paranoid, aber später erfuhr ich, dass wir zumindest in guter Gesellschaft waren. Es stellte sich heraus, dass ungefähr zur selben Zeit, in der wir unseren umstrittenen Aufsatz veröffentlichten, die Autorin Joanne Rowling auf Bitten ihres Verlags die Initialen »J.K.« als Pseudonym annahm, weil dieser fürchtete, Jungen würden möglicherweise ein Buch nicht lesen wollen, das von einer Frau geschrieben wurde.

Falls Sie glauben, die latente Voreingenommenheit gegen Frauen sei inzwischen kein Thema mehr, beweist eine Studie, die 2012 in den *Proceedings of the National Academy of Sciences, USA* veröffentlicht wurde, in welchem Ausmaß dies eben nicht der Fall ist. Forscher*innen von der Yale University erhielten Rückmeldungen von 127 Dozenten und Dozentinnen aus der Biologie, der Chemie und der Physik von verschiedenen Universitäten in den ganzen Vereinigten Staaten, die gebeten worden waren, die Unterlagen einer fiktiven sich noch im Studium befindenden Person zu beurteilen, die sich auf den Posten einer Laborleitung bewarb.[2] Alle Dozentinnen und Dozenten – denen nicht klar war, dass sie an einem Experiment teilnahmen – erhielten dieselbe Bewerbung. Es gab nur einen Unterschied: In ungefähr der Hälfte der Fälle war auf der Bewerbung der Vorname John angegeben, in der anderen Hälfte der Vorname Jennifer. Vielleicht ahnen Sie bereits, wer besser abschnitt. Die Dozenten und Dozentinnen bewerteten John als erheblich kompetenter, hätten ihn eher eingestellt als Jennifer und schlugen zudem ein höheres Einstiegsgehalt für ihn vor, im Schnitt 30000 Dollar gegenüber 26500 Dollar für Jennifer.

Interessanterweise bevorzugten weibliche Fakultätsmitglieder John im selben Maße wie ihre männlichen Kollegen, was andere Studien bestätigen, die gezeigt haben, dass Frauen häufig nicht weniger Gendervorurteile hegen als Männer. Und es war keine Frage von Frauenfeindlichkeit, ganz im Gegenteil: Nach den Angaben der Dozentinnen und Dozenten war Jennifer ihnen sympathischer als John. Die Autor*innen der Studie legten nahe, die Voreingenommenheit sei wahrscheinlich »unabsichtlich, entstanden aufgrund von weit verbreiteten kulturellen Stereotypen, und entspringt nicht der bewussten Absicht, Frauen zu schaden.«

Selbst wenn solche Vorurteile sich ungewollt manifestieren, ihre Folgen sind verheerend. Sie beeinflussen jeden Aspekt der Karriere einer Frau – von der Auswahl des Studienfaches über ihre Chancen, einen Job zu bekommen, bis hin zum Gehalt, das sie verdienen wird, und ihren Aussichten, befördert zu werden.

Es ist nicht immer leicht zu erkennen, wie und wann der Mythos des sozialen Geschlechtes in die Köpfe gelangt, aber die Menschen behandeln offenbar schon Babys in der Wiege unterschiedlich. Für eine Studie führten Wissenschaftlerinnen der City University of New York ein Experiment durch, das sie als das »Baby X«-Experiment bezeichneten: Sie zogen einem drei Monate alten Baby einen genderneutralen gelben Strampler an, stellten eine Auswahl an Spielzeugen bereit und beobachteten, wie erwachsene Freiwillige mit dem Säugling interagierten.[3] Den Freiwilligen war mitgeteilt worden, die Absicht sei, die Reaktion des Babys auf Fremde zu testen, aber das eigentliche Ziel war es, die möglichen Vorurteile der Probanden und Probandinnen hinsichtlich des sozialen Geschlechts zu beurteilen. Tatsächlich boten diejenigen, die glaubten, das Baby sei ein Mädchen, dem

Kind mit doppelt so hoher Wahrscheinlichkeit eine Puppe an wie jene, die das Baby für einen Jungen hielten. Diese und ähnliche Studien zeigen, dass die ungleiche Behandlung, die weibliche und männliche Babys erfahren, von der ihnen zugesprochenen Geschlechtsidentität abhängt, und nicht vom vermeintlich unterschiedlichen Verhalten der Säuglinge.

Solch eine Genderfestlegung kann sich leicht nachteilig auswirken. In einer Studie, im *Journal of Public Economics* publiziert, verglichen Victor Lavy von der Hebräischen Universität von Jerusalem und Edith Sand von der Israelischen Zentralbank die Noten von Jungen und Mädchen, die sie von ihren – größtenteils weiblichen – Grundschullehrer*innen erhielten, mit den Noten, die dieselben Kinder von Prüfer*innen bekamen, denen das Geschlecht der Kinder nicht bekannt war.[4] Der Vergleich zeigte, dass einige der Lehrer*innen systematisch das eine Geschlecht bevorzugten. Manche waren gegen Jungen eingenommen, doppelt so viele aber gegen Mädchen. Im Durchschnitt erhielten die Mädchen, die von diesen Lehrer*innen unterrichtet wurden, schlechtere Noten in ihrer Klasse als bei der landesweiten Prüfung, wohingegen die Jungen in der Klasse bessere Noten bekamen als bei der landesweiten Prüfung. Am beunruhigendsten war die Feststellung, dass die Vorurteile dieser Lehrer*innen langfristige Konsequenzen hatte. Mädchen, die in der fünften Klasse von gegen sie eingestellten Lehrer*innen unterrichtet worden waren, belegten mit geringerer Wahrscheinlichkeit als andere Mädchen in der Highschool einen Mathematikkurs für Fortgeschrittene und schnitten in Einstufungstests für die Highschool schlechter ab, wohingegen die Jungen aus diesen Klassen bessere Ergebnisse erzielten als die, die von unparteiischen Lehrer*innen unterrichtet worden waren.

Initialen oder eine anonymisierte Prüfung können unseren Blick auf andere also von der Sicht durch die Genderbrille befreien. Leider ist es in den meisten Situationen nicht möglich, sich hinter Initialen zu verstecken oder die Geschlechtsidentität eines anderen Menschen bewusst nicht zu kennen. Und diese Taktiken lassen sich erst recht nicht auf unsere Selbstwahrnehmung anwenden.

Ich finde es besonders verstörend, dass wir bereits früh im Leben beginnen, uns aufgrund des sozialen Geschlechts selbst zu stereotypisieren. Andrei Cimpian von der New York University und Sarah-Jane Leslie von der Princeton University machten sich gemeinsam mit Kolleg*innen daran, die Wirkung des lange verbreiteten Mythos, Genie sei eine männliche Angelegenheit – eine weißer Männer, um genau zu sein –, auf Kinder zu testen. Vor über einem Jahrhundert, im Jahr 1909, wurde diese Überzeugung zum Beispiel von dem Biologen und Nobelpreisträger Elie Metchnikoff ausgedrückt, der in einem Interview mit der *New York Times* sagte: »Genie halte ich für eine männliche Eigenschaft, genau wie beispielsweise den Bart oder starke Muskeln.«[5] Leider lebt dieser historische Mythos auch im einundzwanzigsten Jahrhundert fort, wie Cimpian, Leslie und Lin Bian 2017 in der *Science* darlegten.[6] Die Forscher*innen bezeichneten die moderne Version dieses Mythos als die »Genialitätsfalle«. In einem Artikel im *Scientific American* schrieben Cimpian und Leslie über ihre Studie: »Wir stellten Hunderten von fünf-, sechs- und siebenjährigen Jungen und Mädchen viele Fragen, die messen sollten, ob sie ›richtig, richtig clever‹ zu sein (unsere kinderfreundliche Formulierung für ›genial‹) mit ihrem eigenen Geschlecht assoziierten. Die Ergebnisse [...] passten zu der Literatur zur frühen Aneignung von Genderstereotypen, dennoch schockierten sie uns.«[7]

Die Forscher*innen stellten bei männlichen und weiblichen Fünfjährigen keinen Unterschied in der Selbstbewertung fest, aber ungefähr in diesem Alter begannen die Stereotype offenbar, ihre Wirkung zu entfalten. Im Alter von sechs Jahren hielten Mädchen ihr eigenes Geschlecht mit geringerer Häufigkeit für »richtig, richtig clever« – im Gegensatz zu den Jungen. »Je öfter ein Kind Genialität mit dem anderen Geschlecht assoziierte, desto weniger wahrscheinlich war es, dass es unsere Spiele für ›richtig, richtig clevere‹ Kinder spielte«, schreiben Cimpian und Leslie. »Diese Ergebnisse legen eine frühe Verbindung zwischen Stereotypen über Genialität und den Zukunftsträumen von Kindern nahe. Während der übrigen Zeit der kindlichen Entwicklung könnte diese Verknüpfung viele fähige Mädchen von Disziplinen fernhalten, die unsere Gesellschaft primär für geniale Menschen vorsieht.«

Tatsächlich fanden Cimpian, Leslie und Kolleg*innen heraus, dass weniger Frauen und Afroamerikaner*innen in akademischen Bereichen promovierten, die als besonders abhängig von schöpferischer Intelligenz gelten, wie Philosophie, Physik und bestimmte Bereiche der Mathematik – verglichen mit Gebieten, in denen die Rolle der Genialität nicht so betont wird, wie Psychologie und Molekularbiologie.[8] Die Implikationen dieser Studie wurden sehr treffend im Untertitel des Artikels im *Scientific American* zusammengefasst: »Wie eine unangebrachte Hervorhebung von Genialität Frauen und Afroamerikaner*innen subtil von bestimmten akademischen Feldern fernhält.«

Es gibt natürlich noch wesentlich schwerer wiegende Effekte der Einteilung in zwei Geschlechter. In einigen traditionellen Gesellschaften dürfen Frauen keinen Besitz haben, von ihren Eltern erben, ein Bankkonto eröffnen, Auto fahren oder das Haus verlassen, ohne von einem männlichen Familienmitglied begleitet zu werden. In bestimmten Gesellschaften erstreckt sich die Diskrepanz der Machtverhältnisse sogar bis zum Mord: Ein Mann darf eine Frau umbringen, wenn er der Meinung ist, dass sie Schande über ihre Familie gebracht hat. In westlichen Gesellschaften sind Frauen oft sexueller Belästigung und Gewalt ausgesetzt, wie uns die #MeToo-Bewegung deutlich bewusst gemacht hat.

Auch für Männer bestehen erhebliche Risiken aufgrund von Gendervorurteilen. Ihre Konsequenzen für Mädchen und Frauen werden bereitwilliger anerkannt, aber es kann Jungen und Männern durchaus schaden, die dominante Gruppe in diesem System zu sein.[9]

Denken Sie zum Beispiel an den Untergang der Titanic in dem gleichnamigen Filmepos, in dem die jungen Liebenden, gespielt von Leonardo DiCaprio und Kate Winslet, nach der Kollision mit dem Eisberg ins Meer gesprungen sind, wo eine

Holzplanke an ihnen vorbeitreibt, die nur einen von beiden halten kann. Wer von ihnen schafft es auf diesem Wege ins Rettungsboot? Das Diktat des modernen Patriarchats ist so kompromisslos, dass den Zuschauer*innen diese Frage nicht einmal in den Sinn kommt. Natürlich hilft der Mann mit begrüßenswerter Ritterlichkeit der Frau auf die Planke und bleibt selbst im eiskalten Wasser zurück, wo ihn der sichere Tod erwartet.

Selbst wenn Männer nicht Opfer eines Schiffsunglücks werden, kommen sie häufig zu kurz, weil sie der Teil der Gruppe sind, dem das Patriarchat die Macht zuschreibt. Meist sind es Männer, die scharenweise in Kriegen sterben, bei Arbeitsunfällen verletzt werden und sich gezwungen fühlen, die Ernährer zu sein, oft auf Kosten einer eigentlich bevorzugten künstlerischen oder anderweitig brotlosen Karriere. Ein Mitglied dieser Gruppe zu sein heißt nicht nur, Macht zu besitzen und auszuüben - es bedeutet auch, denjenigen helfen zu müssen, denen keine Macht zugestanden wird, und unter dem Stress zu leiden, den die Anforderungen dieser Vorherrschaft mit sich bringen.

Genau wie bei Mädchen machen sich bei Jungen die schädlichen Auswirkungen der Genderzweiteilung bereits früh bemerkbar. Eine der am besorgniserregendsten Folgen betrifft die Emotionen.

In den ersten beiden Lebensjahren unterscheiden weibliche und männliche Babys sich im Durchschnitt nicht im Ausdruck ihrer Gefühle, schließt Lise Eliot von der Rosalind Franklin University of Medicine and Science in ihrem Buch

Wie verschieden sind sie? Die Gehirnentwicklung bei Mädchen und Jungen, in dem sie ausführlich die Forschung zu diesem Thema auswertet.[10] Männliche Babys lachen, weinen und sind wütend, ärgerlich oder schüchtern, genau wie weibliche. Natürlich gibt es große Unterschiede zwischen den individuellen Babys, aber, wie Studien beweisen, nicht zwischen Jungen und Mädchen als Gruppen. Doch die Menschen, von denen die Babys umgeben sind – Eltern, Großeltern, ältere Geschwister und andere – behandeln die kleinen Mädchen und Jungen unterschiedlich. Sie neigen dazu, mit den weiblichen Babys mehr zu sprechen als mit den männlichen, im Allgemeinen, aber insbesondere auch, wenn es um Emotionen geht – außer bei Wut, ein Thema, über das mehr mit den Jungen als mit den Mädchen gesprochen wird. Außerdem reagieren sie unterschiedlich auf die Zurschaustellung von Gefühlen der Babys.

Wenn ein Baby weint, wird sie mit größerer Wahrscheinlichkeit getröstet als er. Er dagegen wird eher ignoriert und, wenn er älter ist, sogar ermahnt – »Reiß dich zusammen«, »Jungen weinen nicht«, »Hör auf zu heulen wie ein Baby/Mädchen«. Ist ein weibliches Baby wütend, wird es eher ignoriert oder getadelt und dazu angehalten, »nett« zu sein, sich »wie eine Dame« zu verhalten. Eliot zitiert Studien, die zeigen, dass sich im Alter von zwei oder drei Jahren die ersten Geschlechterunterschiede zeigen. Mädchen drücken ihre Gefühle eher sprachlich und durch Gesichtsausdrücke aus als Jungen – wieder abgesehen von Wut, die Jungen stärker als Mädchen ausleben. Wie ich in Kapitel 4 erklärt habe, können wir nicht mit Sicherheit sagen, dass diese Geschlechterunterschiede beim Ausdrücken von Emotionen von der unterschiedlichen Behandlung herrühren, die Kinder als Babys erfahren haben, aber die Parallelen stechen ins Auge.

Es ist übrigens höchst unwahrscheinlich, dass die Verschaltungen im Gehirn, die mit Gefühlen in Zusammenhang stehen, bei Jungen und Männern defizitär sind und ihre Ausdrucksmöglichkeiten begrenzen. Jeder, der einmal eine Fußballweltmeisterschaft gesehen hat, kann bezeugen, dass die Gesichter der männlichen Spieler und der männlichen Zuschauer ein breites Spektrum an Emotionen abbilden. Aber fernab des Fußballplatzes scheuen Jungen und Männer sich meist, die gesamte Bandbreite menschlicher Gefühle zu zeigen.

Die Unterschiede in unserem Verhalten gegenüber Mädchen und Jungen sind in der Regel nicht groß, aber da man ein Leben lang mit ihnen konfrontiert wird, schaden sie am Ende beiden Geschlechtern. Indem Kinder in die emotionalen Zwangsjacken ihres sozialen Geschlechts gesteckt werden, erziehen wir ohnmächtige Mädchen und emotional behinderte Jungen.

Natürlich kann man sich eine Menge Ärger einhandeln, wenn man nicht weiß, wie man seine Wut im Zaum hält. Aber nicht zu wissen, wie man sie *ausdrückt*, wenn dies angemessen wäre – zum Beispiel, wenn man entdeckt, dass man ungerecht behandelt wurde –, kann ebenfalls negative Folgen haben. Indem Mädchen beigebracht wird, dass sie ihre Wut unterdrücken sollen, schränken wir ihr Durchsetzungsvermögen ein, eine Eigenschaft, die sie im späteren Leben brauchen, um ihre Gehälter oder eine Beförderung zu verhandeln oder an anderer Stelle zu bekommen, was sie verdienen.

Männer bezahlen dafür, dass von ihnen erwartet wird, stets stark zu sein und ihre Emotionen nicht ungehemmt zu zeigen. Der Dokumentarfilm *The Mask You Live* von 2015 geht dem Einfluss der, wie sie dort genannt werden, »drei destruktivsten Wörter« nach, die Jungen zu hören bekommen: »Sei ein Mann!« In diesem Film beschreibt ein Interviewter nach dem anderen, wie das Gebot, die eigenen Gefühle zu verstecken, mit Wut als einzigem emotionalen Ventil, ihnen Wärme, Fürsorge und Nähe raubt.

Die ständige Notwendigkeit, ihre Männlichkeit unter Beweis zu stellen, kann sich außerdem ungünstig auf die Gesundheit von Männern auswirken. In einer Studie, die an der Indiana University Bloomington durchgeführt wurde, hat man herausgefunden, dass Männer, die sich gezwungen fühlten, den maskulinen Normen zu entsprechen, häufiger an Depressionen litten, Drogen nahmen und mit einer geringeren Wahrscheinlichkeit psychologische Hilfe suchten als Männer, die sich diesen Normen nicht verpflichtet fühlten.[11] Drei Aspekte idealisierter Männlichkeit stellten sich als besonders schädlich für Männer heraus: die Erwartung, unabhängig zu sein, sich wie ein Playboy zu verhalten und Macht über Frauen auszuüben. (Auch wenn die Effekte dieser Männlichkeitsbilder auf Frauen nicht Teil der Studie waren, beeinflussen insbesondere die letzten beiden zweifellos auch sie negativ.)

Ich möchte hier keinen Wettbewerb ins Leben rufen, wer mehr unter dem Gendersystem leidet, Frauen oder Männer – ganz zu schweigen von den Menschen, die nicht in dieses binäre System passen. Die Tatsache, dass wir alle darunter leiden, scheint mir ein ausreichender Grund für seine Abschaffung zu sein.

Teil 4

Eine Welt ohne Gender

Kapitel 17

Wie man Gendermythen entlarvt

Im Juli 2017 schrieb der Google-Entwickler James Damore ein firmeninternes Memo[1], das einen globalen Medienwirbel auslöste. Er behauptete, Googles Umgang mit Geschlechterdiversität diskriminiere Männer und sei ihnen gegenüber ungerecht. Unter den Softwareentwicklern seien so wenige Frauen, weil sie nicht mit den notwendigen Eigenschaften für diesen Job geboren würden. Die »Fähigkeiten von Männern und Frauen unterscheiden sich zum Teil aus biologischen Gründen und [...] diese Unterschiede könnten erklären, weshalb im technischen Bereich und in der Führungsetage nicht gleich viele Frauen wie Männer arbeiten«, schrieb er. Im Weiteren listete er Qualitäten und Fähigkeiten auf – zum Beispiel Kooperationsbereitschaft und Interesse an Menschen statt an Dingen –, bei denen sich Frauen und Männer im Schnitt unterscheiden, und behauptete, keine Strategie könne Vielfalt erreichen, wenn nicht »Niveauunterschiede in der Bevölkerung« in der Verteilung dieser Charakterzüge berücksichtigt würden.

Damore wurde von Google gefeuert – aber nicht, weil er die Forschungsergebnisse falsch interpretiert hatte. Sein

Memo bezieht sich – trotz einiger Ungenauigkeiten – auf vertrauenswürdige akademische Journale und spiegelt Überzeugungen über Frauen und Männer wider, die leider auch auf den Seiten seriöser akademischer Publikationen nachzulesen sind. Einige der Geschlechterunterschiede auf seiner Liste waren in großen Studien oder Meta-Analysen nachgewiesen worden. Zum Beispiel zeigen Frauen, verglichen mit Männern, im Durchschnitt mehr Interesse an Menschen und weniger an Dingen,[2] in der psychologischen Dimension des Neurotizismus sind ihre Werte bei Ängsten hoch, und im Bereich der Extraversion bei dem Punkt Durchsetzungsvermögen[3] niedrig, außerdem ist ihnen die Work-Life-Balance wichtiger. Behauptungen über andere Eigenschaften, die Damore aufgelistet hat, werden nicht unbedingt durch Studien gestützt, sind aber tief in allgemeinen Überzeugungen verwurzelt – zum Beispiel, dass Männer stärker statusorientiert und dass Frauen sozialer und kooperativer seien.

Das Hauptproblem mit diesen »Frauen sind *so*, Männer *so*«-Mythen ist nicht so sehr die Beweislage, sondern ihre Interpretation. Wenn die Leute solche Geschichten erzählen, neigen sie dazu, nur das herauszupicken, was erklärt, weshalb die Welt ist, wie sie ist – zum Beispiel, warum sich wenige Frauen im technologischen Bereich und auf den Führungsetagen finden – statt sich alle Forschungsergebnisse unvoreingenommen anzuschauen, um in Erfahrung zu bringen, was tatsächlich los ist.

Beginnen wir mit der Tatsache, dass jeder Job eine Kombination an Eigenschaften verlangt. Wenn die Leute sich

Listen von Fähigkeiten ausdenken, die man beispielsweise als Entwickler*in bei Google braucht, und zu erklären versuchen, dass mehr Männer als Frauen auf diesem Gebiet arbeiten, weil Männer höhere Werte bei diesen Qualitäten erzielen, konzentrieren sie sich auf Eigenschaften, die im Durchschnitt eher bei Männern anzutreffen sind – und solche, die ihrer Ansicht nach ihre Behauptung belegen. Eigenschaften, die sie widerlegen würden – von denen manche häufiger bei Männern vorkommen, andere bei Frauen –, tauchen auf solchen Listen nicht auf. Damores Liste wünschenswerter Eigenschaften enthält unter anderem das Streben nach Status. In einer Branche jedoch, die wie die Hightech-Industrie in einem hohen Maße auf Teamwork basiert, kann eine starke Statusorientierung dem Erfolg im Wege stehen. Große Kooperationsbereitschaft sollte dort logischerweise ein Plus sein, sie steht jedoch nicht auf Damores Liste, im Gegenteil, er zitiert diese Fähigkeit unter jenen, die für den Erfolg der Frauen hinderlich seien.

Forscher*innen gehen manchmal ähnlich selektiv daran, soziale Phänomene bei Tieren zu erklären. Jahrelang hatten sie den Fakt, dass bei den großen Säugetieren Männchen die Weibchen dominieren, der Tatsache zugeschrieben, dass die Männchen größer und aggressiver sind. Bei Fällen, in denen Weibchen den Ton angeben – wie zum Beispiel bei der Tüpfelhyäne – glaubte man, das hänge damit zusammen, dass die Weibchen dieser Art durchschnittlich größer und aggressiver sind als die Männchen. Aber 2018 berichteten Forscher*innen vom Leibniz-Institut für Zoo- und Wildtierforschung in *Nature Ecology & Evolution*, dass bei Tüpfelhyänen das Maß an sozialer Unterstützung, die ein Tier bekommt, und nicht seine Körpergröße oder Aggressivität, entscheidend dafür ist, ob es aus Kämpfen siegreich hervorgeht, und entsprechend bestimmt dies seinen Platz in der Hierachie.[4] Bei dieser Spezies waren es häufig die Weibchen, die mehr sozialen Rückhalt hatten als die Männchen. Die Autor*innen merken an, dass auch bei anderen Arten, unter anderem bei Primaten – und Menschen sind Primaten – »Individuen mit größerer sozialer Unterstützung durchsetzungsstärker sein können und mit höherer Wahrscheinlichkeit eine Auseinandersetzung gewinnen, selbst wenn ihre Verbündeten nicht anwesend sind oder nicht eingreifen.«

Wenn Leute eine Liste mit Attributen zusammenstellen, die sie als Bedingungen betrachten, um bei einer bestimmten Tätigkeit erfolgreich zu sein, ignorieren sie auch die Tatsache, dass derselbe Job in der Regel von Menschen mit ganz unterschiedlichen Eigenschaften ausgeübt werden kann. Zum Beispiel ergänzen sich unterschiedliche Teammitglieder gut. Aber auch Manager*innen sind nicht alle gleich. Um das Team zu motivieren, den Freitagabend im Büro zu verbringen, könnte die eine auf ihr Charisma zurückgreifen, der andere auf seine Fähigkeit, eine familiäre Atmosphäre zu schaffen, die oder der dritte dagegen auf ihre oder seine einschüchternde Art.

Wenn Sie das Buch bis hierher gelesen haben, habe ich Sie außerdem hoffentlich davon überzeugt, dass die Menschen Mosaike an Eigenschaften besitzen, sodass die Eigenarten eines Menschen bei keinem zweiten in derselben Kombination zu finden sind – jeder hat sein eigenes Mosaik. Wenn wir also eine Liste mit wünschenswerten Eigenschaften ersinnen, selbst wenn sie alle »maskulin« sind, sollten wir nicht davon ausgehen, dass jemand, bei dem eine »männliche« Eigenschaft besonders ausgeprägt ist, auch alle anderen besitzt. Ein Mann kann karrierebewusst sein, muss aber nicht notwendigerweise gleichzeitig durchsetzungsfähig sein oder – wie im *Journal of Counseling Psychology* in einer Meta-Analyse der Ergebnisse von Studien mit über einer Million Teilnehmer*innen gezeigt – er kann sich für Dinge *und* für Menschen interessieren.[5] Wenn Menschen nicht über vielfältige Mosaike von Qualitäten verfügen würden, müssten wir davon ausgehen, dass jeder Kandidat mit geeigneten maskulinen Eigenschaften gleichzeitig körperlich aggressiv ist – bei den meisten Tätigkeiten wohl kaum jemand, den man zum Vorstellungsgespräch einladen würde –, da physische Gewalt im Durchschnitt bei Männern verbreiteter ist als bei Frauen.[6]

Die selektive Auswahl von Belegen beschränkt sich nicht auf die Liste erforderlicher Qualitäten. Selbst die Art und Weise, wie diese Daten erhoben werden, ist häufig so konstruiert, dass sie Genderstereotypen entspricht. Gelegentlich hört man zum Beispiel Behauptungen, Investmentbanking und das Gründen von Start-ups seien männlich dominiert, weil Männer eher gewillt seien, Risiken einzugehen. Aber wie Cordelia Fine von der University of Melbourne in ihrem Buch *Testosterone Rex* deutlich macht, folgen die »Beweise«, die zum Beleg dieser These angeführt werden, einer verkehrten Logik. Da Männer als risikofreudiger als Frauen gelten, enthalten die Fragebögen, die dies abfragen sollen, Aktivitäten, die häufiger von Männern als von Frauen unternommen werden – Fallschirmspringen beispielsweise. Fine legt nahe, dass »die festgestellte Kluft zwischen den Geschlechtern beim Thema Risikofreude sich fast schließen würde, hätten die Fragebögen der Forscher*innen mehr Themen aufgenommen wie *Wie wahrscheinlich ist es, dass Sie ein beeindruckendes, aber schwieriges Soufflé für ein wichtiges Abendessen zubereiten würden, frauenfeindliche Gegenreaktionen riskieren würden, indem sie eine feministische Stellungnahme veröffentlichen, oder sich für einen gut bezahlten Beruf entscheiden, bei dem die Gefahr groß ist, dass sie aufgrund ihres Geschlechts diskriminiert und belästigt werden?*«.[7]

Selbst wenn die geschlechtsspezifischen Unterschiede bei einzelnen Charakterzügen unvoreingenommen abgefragt werden, verzerren die Gendermythen – »Männer sind *so*, Frauen *so*« – die Forschungsergebnisse, indem diese Unterschiede als binär präsentiert werden. Dabei gibt es, wie wir wieder und wieder gesehen haben, auf der individuellen Ebene zahlreiche Überschneidungen der Geschlechter. Zum Beispiel sind, wie oben erwähnt, die Neurotizismuswerte der Frauen bei Ängsten hoch, dennoch sind einer statistischen Analyse zahlreicher Studien zufolge die Werte von 38 Prozent der Männer bei dieser Eigenschaft höher als die der durchschnittlichen Frau.[8]

Oder denken Sie an die Geschlechterunterschiede bei der

mentalen Rotation von dreidimensionalen geometrischen Figuren, eine Fähigkeit, die häufig als grundlegend für Ingenieurswissenschaften angesehen wird (Vergleiche zwischen den Geschlechtern bezüglich der neuronalen Mechanismen hinter mentaler Rotation habe ich in Kapitel 8 besprochen). Männer erzielen bei dieser Aufgabe im Schnitt höhere Werte als Frauen. In einer großen Studie von der University of Guelph, an der über 130000 Männer und mehr als 120000 Frauen teilnahmen, waren die durchschnittlichen Werte für mentale Rotation 3,16 bei Männern und 2,15 bei Frauen – von insgesamt 6 erreichbaren Punkten.[9] Aber etwa 30 Prozent der Frauen erzielten eine höhere Punktzahl als der durchschnittliche Mann. Angenommen, die Leistung bei dieser Aufgabe wäre tatsächlich wichtig für Ingenieur*innen, und wenn man die Überschneidungen und die relativ niedrigen Durchschnittswerte bei beiden Geschlechtern bedenkt – was wäre dann die beste Strategie, wollte man Ingenieur*innen oder Entwickler*innen einstellen, sei es bei Google oder woanders? Automatisch davon auszugehen, dass männliche Bewerber diese Fähigkeit außergewöhnlich gut beherrschen oder alle Bewerber*innen einen Test zur mentalen Rotation absolvieren zu lassen und diejenigen auszuwählen, die dabei am besten abschneiden?

Schließlich ist da die unbegründete Annahme, dass festgestellte Geschlechterunterschiede »natürlich« seien. Sie werden als »angeboren« oder vorprogrammiert betrachtet, was wiederum impliziert, dass wir nichts gegen sie tun können oder sollten. Aber – wieder einmal, wie wir gesehen haben – kann man normalerweise unmöglich schlussfolgern, dass ein Unterschied zwischen Frauen und Männern eine direkte Konsequenz ihres Geschlechts ist – das heißt, geschlechtsspezifischer Gene und Hormone. Auf der anderen Seite existieren zahlreiche Beweise dafür, dass Gender einen Anteil an den Differenzen zwischen den Geschlechtern hat, beeinflusst, wie sich diverse Fähigkeiten entwickeln, wie sie sich im Verhalten niederschlagen und wie sie wahrgenommen werden (wie bei den fiktionalen Charakteren John und Jennifer im vorangehenden Kapitel geschehen).

Doch das Gendersystem verzerrt nicht nur unsere Fähigkeiten und unsere Wahrnehmung. Es kann dafür sorgen, dass Frauen sich in Männerdomänen unerwünscht fühlen, weshalb sie diese verlassen oder gar nicht erst den Versuch unternehmen, dorthin vorzudringen. Ein im Juni 2018 von den US-amerikanischen National Academies of Sciences, Engineering, and Medicine veröffentlichter Bericht beschreibt verbreitete »Schikane aufgrund des Geschlechts« bei weiblichen Studierenden – Verhalten, das Frauen herabsetzt und ihnen das Gefühl gibt, nicht dazuzugehören.[10] In einer großen Umfrage der University of Texas gaben 50 Prozent der Medizinstudentinnen und 25 Prozent der Ingenieursstudentinnen an, Zielscheibe erniedrigender Witze oder Kommentare gewesen zu sein mit dem Inhalt, Frauen seien für Erfolg auf dem akademischen Feld nicht intelligent genug. Eine derart feindselige Atmosphäre kann die Leistungen einer Frau tatsächlich beeinträchtigen und sie sogar zum Aufgeben bewegen.

Sexuelle Belästigung stellt eine weitere Erschwernis für Frauen dar, besonders, wenn ihr Beruf eine Männerdomäne ist. Frauen, die im Silicon Valley arbeiten, werden regelmäßig angemacht, ohne ihr Einverständnis angefasst und sind Opfer sexistischer Kommentare, so die Darstellung von Katie Benner in der *New York Times*. »Die Erfahrungen dieser Frauen erklären, warum das Risikokapital- und Start-up-Ökosystem – das Fundament der Technologiebranche und Basis von Firmen wie Google, Facebook und Amazon – hinsichtlich der Geschlechterverteilung derart in Schieflage ist«, schrieb Benner, die bei der *New York Times* für Rechtsthemen zuständig ist.[11]

Wenn man all diese und weitere Hindernisse berücksichtigt, die Frauen im Beruf in einer nach Geschlechtern aufgeteilten Welt im Wege stehen, scheint mir das Beseitigen der Irrtümer des binären Gendersystems, wo wir nur können, weitaus aussichtsreicher dafür zu sein, Diskriminierung abzuschaffen, als eine selektive Liste vermeintlich »natürlicher« Eigenschaften zu erstellen, um die Differenzen zwischen den Geschlechtern zu erklären. Auch wenn wir alle Barrieren aufgrund des sozialen Geschlechts abbauen, können wir nicht im Vorhinein wissen, ob Männer oder Frauen die Mehrheit in einem bestimmten Berufsfeld bilden werden, zum Beispiel unter den Entwickler*innen bei Google. Aber es ist meiner Meinung nach auch vollkommen gleichgültig.

Was aus meiner Sicht wirklich zählt, ist, ein Umfeld zu schaffen, in dem alle Menschen ihren eigenen Weg gehen können, ihrem individuellen Mosaik an Einstellungen, Vorlieben und Wesenszügen entsprechend. In Kapitel 19 werde ich damit beginnen zu erörtern, was wir tun können, damit ein solches Umfeld Wirklichkeit wird. Aber zuerst möchte ich Ihnen einige Fakten und Gedanken über die ersten Risse im Zweigeschlechtersystem vorstellen.

Kapitel 18

Das Verschmelzen der Geschlechter

Als ich achtzehn war, sagte ein Freund von mir, der gerade zur Pilotenausbildung bei der Luftwaffe angenommen worden war, Frauen könnten keine Pilotinnen werden, weil sie nicht gut darin seien, zwei Dinge gleichzeitig zu tun. Als ich vierunddreißig war, sagte der Vater meiner Kinder mir, er könne nicht gleichzeitig Windeln wechseln und telefonieren, weil Männer nicht in der Lage seien, zwei Dinge gleichzeitig zu tun.

Falls Sie sich fragen, wer von beiden recht hatte: Die Forschungsergebnisse zum Multitasking folgen demselben Muster, das wir bei vielen anderen Vergleichen zwischen Frauen und Männern gesehen haben. Manche Studien berichten, dass Frauen bei dieser kognitiven Fähigkeit im Schnitt besser abschneiden, andere kommen zu dem Schluss, dass die Männer besser abschneiden. In all diesen Studien ist der durchschnittliche Unterschied zwischen den beiden Geschlechtern gering, und bei den individuellen Werten der Frauen und Männer gibt es viele Überschneidungen.[1] Dieses Muster lässt viel Spielraum für reale oder eingebildete Verschiedenheiten, die der eigenen Agenda entsprechend ausgeschlachtet werden können. Aber in jedem Fall ist es der Wert, den ein Individuum erzielt hat, nicht der Durchschnittswert seines Geschlechts, der seine oder ihre Fähigkeit bestimmt, Pilot*in zu werden oder die Windeln zu wechseln und gleichzeitig zu telefonieren.

Zu den vielen Debatten darüber, ob Frauen und Männer gleich oder verschieden sind, sage ich: weder noch. Wir sind alle unterschiedlich. Jeder von uns ist ein einzigartiges Mosaik an Eigenschaften. Die Tatsache, dass einige dieser Eigenschaften häufiger bei Frauen auftreten und andere bei Männern, sagt nichts darüber aus, wer wir sind. Oder zumindest bin ich der Überzeugung, dass es so sein sollte.

Deshalb finde ich es äußerst ermutigend, dass das binäre Gendersystem in westlichen Gesellschaften allmählich zu bröckeln scheint. Bei allem, was mit dem sozialen Geschlecht zu tun hat, nehmen wir verstärkt eine Vielfalt wahr – die mehr und mehr auch im Mainstream ankommt, trotz der dazugehörigen Gegenreaktionen. Menschen mit unkonventionellem Genderverhalten, die früher marginalisiert wurden, spielen nun eine wichtige Rolle in Filmen, im Fernsehen und auf der Bühne. Als der Musiker Thomas Neuwirth während seiner Kindheit in Österreich in den 1990ern Vorurteilen ausgesetzt war, konnte er sich wahrscheinlich nicht vorstellen, dass er etwa zwei Jahrzehnte später ein globaler Superstar sein würde, nachdem er auf der Bühne die Persona einer bärtigen Frau mit Namen Conchita Wurst angenommen hatte, und dass er 2014 den Eurovision Song Contest gewinnen würde.

Diversität zeigt sich sogar bei der Frage der Geschlechtsidentität, einem zentralen Parameter, bei dem Männer und Frauen sich im Schnitt stark unterscheiden. Als ich mich bei Facebook anmeldete, konnte ich bei der Angabe meines Geschlechts zwischen »männlich« und »weiblich« wählen. Aber seit einigen Jahren bietet Facebook seinen Nutzern »maßgeschneiderte« Optionen für das persönliche Profil an: Das letzte Mal, als ich nachsah, gab es einundsiebzig verschiedene, darunter »pangender« und »gender nonconforming«.

Selbst Regierungsinstitutionen haben begonnen, andere als die traditionellen Formen anzuerkennen, mit denen sich die Geschlechtsidentität ausdrücken lässt. Während der Arbeit an diesem Buch wurden deren Listen immer länger. Im Juni 2017 hat Washington, D.C. die Möglichkeit der genderneutralen Angabe eines »X« in Führerscheinen und Ausweisen eingeführt; seit August 2017 gehört Kanada zu den mindestens zehn Staaten – darunter Deutschland, Indien und Neuseeland –, die ihren Bürger*innen erlauben, ihr Geschlecht auf Ausweisen und anderen offiziellen Dokumenten als »nicht näher spezifiziert« anzugeben; im Januar 2019 hat New York City begonnen, geschlechtsneutrale Geburtsurkunden anzubieten, und schließt sich damit den Bundesstaaten Kalifornien, Oregon und Washington an, die diese Option bereits ein Jahr früher eingeführt haben.

Diversität in Bezug auf die Geschlechtsidentität ist sogar bei Menschen zu bemerken, die ihr eigenes soziales Geschlecht konventionell einordnen würden – also als Frau bei

Menschen, denen bei der Geburt das weibliche Geschlecht zugewiesen wurde, und als Mann bei jenen, denen bei der Geburt das männliche Geschlecht zugewiesen wurde. Forschungen haben gezeigt, dass die Geschlechtsidentitäten dieser sogenannten Cisgender-Personen weit weniger binär sind, als man vielleicht erwarten könnte. Meine Kolleg*innen und ich haben uns von Berichten, dass einige Transgender-Personen sich als beiden Gendern oder keinem zugehörig fühlen[2], zu einer Studie dieses Phänomens inspirieren lassen. Wir baten 2155 Cisgender-Personen, sich in einem anonymen Fragebogen einzustufen: Wie oft dachten sie über sich selbst als Mann und wie oft als Frau, auf einer Skala von 0 (nie) bis 4 (immer). Wir versuchten nicht, alle Arten der Gendererfahrung abzudecken, nur die beiden gängigsten – Mann und Frau. Genauso wenig versuchten wir zu klären, welche Bedeutung die Individuen den Begriffen »Mann« und »Frau« zuschrieben. Wir stellten nur die Fragen und arbeiteten die Antwortmöglichkeiten aus. Wie vorherzusehen war, fühlten sich die Männer als Gruppe eher »wie ein Mann« als die Frauen und umgekehrt. Aber der überraschende Befund, von dem 2013 in *Psychology & Sexuality* berichtet wurde, war, dass etwa 35 Prozent der Teilnehmer und Teilnehmerinnen sich als Mann *und* Frau wahrnahmen.[3] Und das waren Menschen, die sich selbst als »Mann« oder als »Frau« bezeichneten, nicht als »Transgender« oder »Weitere«.

Wir führten daraufhin eine größere, internationale Studie durch und veröffentlichten sie 2019 in den *Archives of*

Sexual Behavior. Darin befragten wir 4759 Cisgender-Männer und -Frauen aus diversen englischsprachigen Ländern zu ihrer Geschlechtsidentität.[4] Auch hier gaben 38 Prozent der Teilnehmerinnen und Teilnehmer an, sich zu einem gewissen Grad wie das andere Geschlecht zu fühlen. Ein ähnlicher Anteil an Befragten verriet, dass sie manchmal wünschten, sie würden zum anderen Geschlecht gehören oder sie besäßen den Körper des anderen Geschlechts – Empfindungen, die man normalerweise mit Transgender-Menschen in Verbindung bringt oder anderen Menschen mit nicht-binären Geschlechtsidentitäten. Die Erkenntnis, dass derart viele Cisgender-Menschen solche Gefühle haben, bekräftigt den Standpunkt der World Professional Association for Transgender Health: dass Gendervariabilität nicht wie eine Krankheit behandelt werden sollte.[5]

Die geschlechtliche Identität von Transgendern selbst ist, wie erwähnt, sehr vielseitig. Dies untermauert eine Studie, die 2018 im *Journal of Sex Research* erschien.[6] Viele der 406 transsexuellen Teilnehmer sagten, sie nähmen sich zugleich wie Frau und Mann wahr oder wie keines dieser beiden Geschlechter. Es überrascht ein wenig, dass sich wie das »andere« soziale Geschlecht zu fühlen (im Gegensatz zu dem, das sie bei der Geburt zugewiesen bekommen haben) nicht immer mit dem starken Wunsch einherging, den Körper des Geschlechts zu besitzen, der typischerweise mit dieser Genderidentität assoziiert wird.

Ich sage »es überrascht ein wenig«, weil die gegenwärtigen kulturellen Darstellungen von Transgendern dies als zentralen Aspekt der Transgender-Erfahrung betonen. Aber unsere Ergebnisse stützen die Aussagen von Kay Siebler von der Missouri Western State University und anderen, dass die hormonellen und chirurgischen Eingriffe, denen sich manche Transgender-Personen unterziehen, vielleicht manchmal eher dem Zweck dienen, sozialen Erwartungen gerecht zu werden, als dem eigenen Bedürfnis zu entspringen, die physische Erscheinung mit der psychologischen Gendererfahrung in Einklang zu bringen.[7]

Die Ausweitung der Normen dafür, wie Geschlechtsidentitäten ausgedrückt werden können, wird den Druck nicht nur von Transgender-, sondern auch von Cisgender-Personen nehmen: Es wird die Erfahrung vieler widerspiegeln, dass sich die geschlechtliche Identität nicht in das binäre Mann-Frau-Schema pressen lässt. Das wird gewiss den Stress lindern, den es bedeutet, sein soziales Geschlecht atypisch auszudrücken, und es könnte auch helfen zu verhindern, dass manche Transgender und Menschen, die sich geschlechtlich nicht als binär empfinden, sich gezwungen fühlen, ihren Körper anzupassen.

Eine Vermischung von Genderidentitäten kann bereits in der Kindheit stattfinden, wie Forscherinnen von der Arizona State University und der New York University dokumentiert haben.[8] In einer 2017 in *Child Development* veröffentlichten Studie befragten die Wissenschaftlerinnen 467 Jungen und Mädchen in der ersten, dritten und fünften Klasse, ob sie sich ihrem eigenen oder dem anderen sozialen Geschlecht entsprechend wahrnahmen. Ungefähr 30 Prozent der Kinder gab an, sie fühlten sich gleichzeitig wie Jungen und Mädchen, 17 Prozent ordneten sich keiner der beiden Gruppen zu.

Was all diese Resultate so bemerkenswert macht, ist, dass uns immer wieder eingetrichtert wird, bei Gender gehe es um ein »Entweder-Oder«: Ist man weiblich, wächst man zu einer Frau heran, ist man männlich, zu einem Mann. Doch selbst in einer Welt, die uns den Stempel des einen oder des anderen sozialen Geschlechts aufdrückt, halten viele Mädchen und Jungen, Frauen und Männer sich für eine Mischung aus beiden oder ordnen sich gar keiner eindeutigen Identität zu.

Die Forschung der vergangenen Jahrzehnte, darunter meine eigene, hat gezeigt, dass Menschen hinsichtlich ihrer psychologischen Charakteristika äußerst verschiedenartig sind und sich nicht in einen Entweder-Oder-, Mann-oder-Frau-Rahmen pressen lassen.

Ich hoffe, dass dieses Konzept in nicht allzu ferner Zukunft eine Selbstverständlichkeit sein wird; dass Genderstudies einen Kurs im Rahmen des Geschichtsstudiums darstellen, und dass Kinder, wenn das Thema Gender aufkommt, ihre Eltern (oder Großeltern) bitten müssen, ihnen zu erklären, was um Himmels willen man sich früher einmal dabei gedacht hat, Menschen nach der Form ihrer Genitalien einzuteilen.

Kapitel 19

Geschlechtsneutrale Erziehung

Als ich in der zweiten Klasse war, wurde den Kindern in meiner Schule eine Auswahl an außerschulische Aktivitäten angeboten, offen für Mädchen und Jungen. Für einen Handwerkskurs waren jedoch nur Jungen zugelassen. Meine Mutter konnte meine Frage – Warum durften Mädchen diesen Kurs nicht belegen? – nicht beantworten und schlug vor, ich solle mit meiner Lehrerin sprechen. Diese wusste die Antwort auch nicht und schlug ihrerseits vor, ich möge mich an die Schulleitung wenden. So stand ich im Alter von sieben Jahren im Büro der Schulleitung, auf meiner allerersten feministischen Mission.

Auch die Schulleiterin hatte keine Erklärung für mich, aber kurz nach dieser Diskussion verkündete sie, dass der Handwerkskurs nun auch für Mädchen freigegeben sei. Einige Wochen darauf fragte sie meine Eltern bei einem Elternabend, ob mir der Kurs Spaß machen würde, und war überrascht zu hören, dass ich ihn gar nicht belegt hatte. Meine Mutter erklärte: »Daphna wusste nicht, ob sie sich für diesen Kurs entscheiden würde, sie wollte bloß sicherstellen, dass sie die Möglichkeit dazu hatte.« (Übrigens habe ich ihn dann bei der nächsten Gelegenheit gewählt, und soweit ich mich erinnere, gefiel mir die Arbeit mit Holz, die dort in erster Linie angeboten wurde.)

Ich bin der Ansicht, Kindern sollten völlig unabhängig von der Form ihrer Geschlechtsorgane alle möglichen Optionen offenstehen. Wenn Kindergärtner*innen die Mädchen einladen, sich eine Geschichte vorlesen zu lassen, und den Jungen sagen, sie sollten solange hinausgehen und Ball spielen, werden dadurch die Möglichkeiten für beide Geschlechter limitiert. Darin zeigt sich die – wahrscheinlich unbewusste – Annahme der Kindergärtner*innen, es gäbe zwei Arten von Kindern: solche, die gern Ball spielen, sich aber nicht gerne vorlesen lassen, und solche, die gern Geschichten hören, aber das Ballspielen nicht so mögen. Doch wie wir in diesem Buch gesehen haben, lassen sich die Eigenschaften von Menschen nicht fein säuberlich in zwei Gruppen aufteilen.

Böten die Kindergärtner*innen die beiden Aktivitäten getrennt an, könnte es durchaus sein, dass mehr Mädchen als Jungen der Aufforderung folgen würden, sich Geschichten anzuhören, und mehr Jungen als Mädchen sich fürs Ballspielen entscheiden würden. Es wird auch Kinder geben, die gerne an *beiden* Aktivitäten teilnehmen, während wiederum andere keine von beiden mögen. Das ist das Mosaikkonzept in seiner grundlegendsten Form – mit nur zwei Aktivitäten bekommen wir schon vier »Arten« von Kindern. Je mehr Aktivitäten wir in Betracht ziehen, desto mehr »Arten« wird es geben. Die Vielfalt von Kindern auf nur zwei Typen zu begrenzen, ist schlimm genug – und dies aufgrund der Form ihrer Genitalien zu tun, setzt dem Ganzen die Krone auf.

Studien zeigen, dass die Stereotypisierung aufgrund des sozialen Geschlechts die Chancen reduziert, dass Kinder sich für Aktivitäten, die als »unpassend« für ihr Geschlecht gelten, entscheiden, diese genießen oder Erfolgserlebnisse darin haben werden.[1] Das allein ist Grund genug zu vermeiden, Aktivitäten als geeignet »für Mädchen« oder »für Jungen« zu bezeichnen.

Als Eltern oder Pädagog*innen sollten wir Kinder ermuntern, aktiv zu sein und sich auszudrücken, unabhängig davon, was die Gesellschaft für angemessen für Mädchen oder Jungen hält: Ball spielen *und* Bücher lesen, sich nicht die Butter vom Brot nehmen lassen *und* Mitgefühl zeigen, hart arbeiten, um seine Ziele zu erreichen, *und* in der Lage sein, Traurigkeit oder Frustration zu äußern. Darüber hinaus sollten wir als Gesellschaft alle Bereiche potenziell für jeden öffnen und die Menschen ermutigen, die komplette Bandbreite menschlicher Tugenden zu entwickeln, unabhängig vom Geschlecht, genau wie wir den Zugang zu einem Gebiet nicht aufgrund der Hautfarbe einer Person beschränken würden.

Wir müssen bei jeder Verhaltensweise entscheiden, ob wir sie als angemessen für alle Menschen betrachten. Wir sollten uns hier nicht damit aufhalten, ob Anlage oder Umwelt die Ursachen dafür sind, oder damit, ob Jungen oder Mädchen »von Natur aus« für diese oder jene Tätigkeit begabt sind. Wenn wir Gewalt als schädlich betrachten, sollten wir sie eindämmen, selbst wenn es »natürlich« ist, dass Menschen manchmal aggressiv sind. Wenn wir der Meinung sind, dass Mathe, Sport, Durchsetzungsfähigkeit, Empathie und die Fähigkeit, seine Gefühle auszudrücken, wichtig sind, sollten wir *alle* Kinder ermuntern, diese Fähigkeiten zu erlernen. Und hat ein Kind Schwierigkeiten mit einer davon – gleich, ob die Probleme genetisch oder hormonell bedingt sind, ob sie durch das Verhalten der Eltern oder die Kultur entstanden sind –, sollte es Hilfe bekommen, damit es ein gewisses Niveau erreichen kann, genau wie wir es bei einer Leseschwäche tun würden.

Je früher wir damit anfangen, umso besser. Es ist eine begrüßenswerte Entwicklung, die hoffentlich einen Trend setzt, dass einige Läden in verschiedenen Ländern verkündet haben, sie würden Spielzeuge nicht mehr »für Jungen« oder »für Mädchen« anbieten. Der amerikanische Einzelhandelsgigant Target zum Beispiel gab 2015 bekannt, dass er als Reaktion auf die Bedenken von Kund*innen auf unnötige Genderbezeichnungen bei Spielzeug verzichten werde. Die Kampagne »Let Toys Be Toys«, die den Einzelhandel in Großbritannien auffordert, »Spielzeug bitte nach Thema oder Funktion zu sortieren statt nach Geschlecht, und die Kinder entscheiden zu lassen, welches Spielzeug sie bevorzugen«, berichtet von weniger Genderlabels in Geschäften und auf Websites. Sie stellt jedoch auch fest, dass in Spielzeugkatalogen »Kinderspielzeug nach wie vor auf eine sehr stereotypische Art und Weise präsentiert wird, wobei

Jungen mit vier Mal höherer Wahrscheinlichkeit mit Autos spielend abgebildet werden und Mädchen zwölf Mal wahrscheinlicher mit Babypuppen.«

Früh zu beginnen bedeutet auch, das Bildungssystem lange vor der ersten Klasse geschlechtsneutral zu gestalten. Schweden, beim Weltwirtschaftsforum im Ranking der Gesellschaften mit der größten Geschlechtergerechtigkeit der Welt dauerhaft auf Platz vier, ist führend bei der geschlechtsneutralen Erziehung kleiner Kinder. Sein nationaler Lehrplan sieht zum Beispiel vor, dass Vorschulen »gegen traditionelle Genderrollen und -muster vorgehen«, indem beispielsweise vermieden wird, Spielzeug und Aktivitäten mit Genderlabels zu versehen, das neu eingeführte genderneutrale Pronomen *hen* statt *han* (er) oder *hon* (sie) verwendet wird und Kinder statt als »Jungen und Mädchen – mit einem genderneutralen Ausdruck angesprochen werden, der übersetzt »Freundinnen und Freunde« heißt.[2] Manche Vorschulen haben außerdem damit begonnen, Kindern Aktivitäten näherzubringen, die mit dem anderen Geschlecht assoziiert werden, indem sie Jungen die Verantwortung für die Spielküche übertragen und die Durchsetzungsfähigkeit der Mädchen dadurch fördern, dass diese üben, »Nein!« zu rufen.[3]

Zu den Dingen, die am schwersten zu ändern sind, gehört die geschlechtsspezifische Haltung der Lehrer und Lehrerinnen gegenüber den Kindern. Als ein paar Lehrer*innen Videoaufnahmen davon sahen, wie sie selbst mit den Kindern interagierten, waren sie schockiert zu sehen, wie unterschiedlich sie Jungen und Mädchen behandelten. Viele verwendeten im Umgang mit Mädchen komplexere Sätze und ein umfangreicheres Vokabular als bei Jungen; einer Lehrerin fiel auf, dass sie den Jungen half, sich anzuziehen, bevor sie hinaus in die Kälte gingen, von Mädchen aber erwartete, dass sie es selbstständig könnten. »Anfangs war es schwierig, Muster zu erkennen«, sagte diese Lehrerin einer Journalistin. »Dann entdeckten wir immer mehr und waren entsetzt über das, was wir sahen.«[4]

Es ist noch zu früh, um etwas über die langfristigen Effekte der geschlechtsneutralen Vorschulen zu sagen, insbesondere, da die Kinder nach wie vor in einer von Gender geprägten Welt leben. Aber eine kleine Studie, 2017 von schwedischen und amerikanischen Psycholog*innen veröffentlicht, kam zu dem Ergebnis, dass die Kinder in geschlechtsneutralen Kindergärten verglichen mit denen, die traditionelle Kindergärten besuchten, bereitwilliger mit unbekannten Kindern des anderen Geschlechts spielten und weniger genderstereotype Annahmen über sie äußerten.[5] Die potenziellen Vorteile einer genderfreien Umgebung – darunter weniger Disziplinprobleme in der Klasse und ein verbessertes Selbstbewusstsein der Mädchen – wurden in *No More Boys and Girls: Can Our Kids Go Gender Free?* deutlich. Diese zweiteilige BBC-Dokumentation verfolgte ein kühnes Sozialexperiment: Dr. Javid Abdelmoneim versuchte, eine Klasse von Siebenjährigen von der genderspezifischen Behandlung zu befreien, die Mädchen und Jungen normalerweise erfahren, bei der beispielsweise die Mädchen als »Liebes« angesprochen werden und die Jungen als »Kumpel« und bei der sie je nach Geschlecht unterschiedliche Spielzeuge und Aktivitäten angeboten bekommen.[6]

Wir sollten nicht erwarten, dass eine genderneutrale Erziehung alle Verschiedenheiten zwischen den Geschlechtern verschwinden lässt. Eine Welt ohne Gender bedeutet nicht, dass es solche Verschiedenheiten nicht gibt – sie können existieren oder auch nicht –, sondern dass, auch wenn sie existierten, sie für das Individuum keine große Rolle spielen.

Stellen Sie sich zum Beispiel vor, nachdem wir die Genderetikettierung losgeworden wären, würden wir feststellen, dass mehr Frauen als Männer an der Internationalen Matheolympiade teilnehmen. Würden wir dieses Wissen nutzen, um ein mathebegeistertes männliches Kind davon abzuhalten, dieses Fach zu wählen, und ihm sagen, es verschwende seine Zeit, weil nur wenige Kinder mit männlichen Geschlechtsorganen auf lange Sicht in Mathematik erfolgreich sind? Das klingt völlig absurd, aber genau so werden heutzutage Kinder mit weiblichen Genitalien im Hinblick auf Mathe behandelt.

Wenn ich darüber spreche, Gebiete wie Mathematik und Computerwissenschaften stärker für Mädchen zu öffnen und Literatur und Kunst mehr für Jungen, geht es mir nicht darum, die Verhältnisse umzukehren. Ich will die Kinder nicht dazu auffordern, die jeweils entgegengesetzte Geschlechterrolle einzunehmen. Vielmehr schlage ich vor, dass wir uns bewusst bemühen, Genderlabels abzuschaffen, damit Kinder sich zu vollständigen Menschen entwickeln können und nicht in männliche oder weibliche Kategorien gezwängt werden.

Mit all dem im Hinterkopf möchte ich gerne ein paar Worte zur nach Geschlechtern getrennten Erziehung sagen. Sie wird seit Langem auf der ganzen Welt praktiziert, oft aus religiösen und traditionellen Gründen. In den vergangenen zehn Jahren etwa hat diese Erziehungsform wegen der irrigen Annahme, dass Jungen und Mädchen unterschiedliche Arten von Gehirnen haben und deshalb unterschiedlich lernen, mehr Aufmerksamkeit bekommen.[7]

Einige Verfechter*innen der geschlechtergetrennten Erziehung haben ehrliche Bedenken gegenüber gemeinschaftlichem Unterricht – dass zum Beispiel eine gemischte Klasse von ein paar wenigen männlichen Rowdys beherrscht werden könnte, wodurch es den Mädchen erschwert wird, ihre Talente zu entfalten. Doch wenn eine Gruppe dominanter Kinder das Kommando übernimmt, haben *alle* anderen Kinder, egal ob Mädchen oder Jungen, Probleme, zum Zuge zu kommen, ohne zur Zielscheibe von Spott oder Gewalt zu werden. Ja, auch diese Rowdy-Jungen befinden sich in einer Zwangslage, unfähig, von einem Verhalten abzuweichen, dass ihnen von ihrer Gruppe diktiert wird. Eine tolerante Umgebung zu schaffen, in der eine »Machtergreifung« durch ein paar Jungen nicht passiert, scheint eine bessere Lösung für alle Kinder zu sein als eine jungenfreie »Sicherheitszone« für Mädchen.

Befürworter*innen des nach Geschlechtern getrennten Unterrichts argumentieren auch manchmal, dieser könne ein stereotypes Image bestimmter Aktivitäten vermeiden helfen – dass Schach oder Basketball nur etwas für Jungen, Ballett und Geigespielen nur etwas für Mädchen seien und dergleichen. Sie mögen recht haben, aber dieser Erfolg wird durch die unglückliche Botschaft in den Schatten gestellt, welche die bloße Existenz einer getrenntgeschlechtlichen Erziehung vermittelt: Die Geschlechterkategorie ist *so* bedeutsam, dass sie sogar bestimmt, wer welche Schule besucht. Auch wenn es schwieriger sein dürfte, Genderlabels in einer gemischten Klasse abzuschaffen, ist dies genau das Umfeld, in dem wir verdeutlichen können, was wirklich zählt: dass die Form der Genitalien keine soziale Bedeutung hat.

Kinder gehören nicht zwei verschiedenen Arten von Lernenden an, einem Jungentypus und einem Mädchentypus, und sie in der Klasse nach ihren körperlichen Geschlechtsmerkmalen zu trennen ist nicht der richtige Weg. Wir sollten genau das Gegenteil tun: die Lehrmethoden in den Schulen so erweitern, dass sie allen Kindern gerecht werden und alle ermutigen, eine Vielfalt an Fähigkeiten zu entwickeln, maskuline und feminine – nur dass wir diese Begriffe hoffentlich irgendwann nicht mehr verwenden.

Kinder, denen es schwerfällt, stundenlang im Klassenzimmer zu sitzen, könnten beispielsweise davon profitieren, zu lernen und sich gleichzeitig zu bewegen – zum Beispiel das Einmaleins aufzusagen, während sie seilspringen.

Kinder, die lieber still sitzen, könnten dagegen durch das Seilspringen ihre körperlichen Fähigkeiten weiterentwickeln. Würden also alle Kinder das Einmaleins mit beiden Methoden lernen, könnte das allen von ihnen helfen, eine wichtige Fähigkeit zu erlernen, und ihnen gleichzeitig die Gelegenheit bieten, besser zu werden in etwas, das ihnen schwerfällt – ob von Natur aus oder aus anderen Gründen –, also still zu sitzen oder körperlich aktiv zu sein.

Eine geschlechtsneutrale Umgebung für Kinder zu schaffen erfordert sicher eine große Anstrengung – nicht nur vonseiten der Lehrer*innen, sondern auch von den Eltern, die Gendererwartungen an ihre Kinder loslassen müssen. In der Schule meiner Kinder ist Stricken Teil des Lehrplans von der ersten bis zur sechsten Klasse, für alle Mädchen und Jungen. Jedes Jahr, wenn die Eltern der Erstklässler*innen davon erfahren, erheben einige Väter von Jungen Einwände, aber bisher hat keiner sein Kind gegen das Stricken aufgestachelt. Die Kinder selbst sind stolz darauf, etwas Neues zu lernen, und haben keine Ahnung, dass diese Tätigkeit als weiblich gilt (zum Glück ist Stricken derart außer Mode in Israel, dass sie das nicht durch die Medien mitbekommen können). Ich weiß noch, wie ich meinen fußballvernarrten Sohn und zwei seiner Mannschaftskollegen vom Training abholte und ihnen zuhörte, wie sie im Auto über ihre Schulaufgabe sprachen, ein Tier zu stricken. Während sie die Anzahl der Maschen verglichen, die man für die verschiedenen Tiere brauchte – einer strickte eine Katze, ein anderer einen Bär –, stellte ich sie mir unwillkürlich vor, wie sie eines Tages als Großeltern Socken für ihre Enkelkinder stricken.

Unser Bildungssystem geschlechtsneutral zu gestalten ist eine Herausforderung, deren Bewältigung Zeit brauchen mag. Aber Sie können sofort anfangen, etwas zu verändern – zum Beispiel im Umgang mit Ihren eigenen Kindern.

Kapitel 20

Die Genderbefreiung unserer Kinder

Vor einigen Jahren kam mein jüngster Sohn, damals um die fünf Jahre alt, in rosafarbene Papierfetzen gehüllt von einer Geburtstagsfeier nach Hause und verkündete, er sei ein rosa Ninja. Er streifte zufrieden durchs Haus und schleuderte imaginären Feind*innen rosa Schleifen entgegen, kam dann zu mir und fragte: »Wusstest du, dass es Leute gibt, die denken, Jungen würden Rosa nicht mögen?« Ich antwortete, das sei mir bekannt (und ersparte ihm die vollständige Antwort: dass vor hundert Jahren Rosa als Jungenfarbe galt und Blau als Mädchenfarbe). Da verkündete mein Sohn: »Diese Leute sind komisch, ich bin nämlich ein Junge und mag Rosa.«

In diesem Augenblick wurde mir klar, dass es mir gelungen war, meinen Kindern zu helfen, die Absurdität der Botschaften zu erkennen, die ihnen die Gesellschaft vermittelte. Mein Sohn glaubte nicht, *er* sei komisch, er wusste, dass es die anderen waren. Tatsächlich – wie kann man behaupten, Jungen würden Rosa nicht mögen, wenn es auch nur einen einzigen gibt, für den das nicht gilt?

Wie sich gezeigt hat, wissen Kinder das instinktiv, selbst wenn die Gesellschaft sich viel Mühe gibt, dafür zu sorgen, dass sie es vergessen. Einmal fuhr ich zum Beispiel mit meinen Kindern im Auto, sie waren alle noch sehr jung, und wir hörten im Radio ein Lied, in dem die Sängerin darüber singt, »mehr Frau zu sein, als es scheint«. Für mich ergab dieser Satz Sinn: Schließlich werden wir mit Botschaften bombardiert, was angemessen für Männer und Frauen ist - und sorgen sich deshalb nicht viele von uns, nicht männlich oder weiblich genug zu sein? Aber meine Kinder fragten: Was meint die Sängerin? Wie kann eine Frau mehr oder weniger Frau sein?

Ich höre häufig von Eltern, die versuchen, ihre Kinder geschlechtsneutral zu erziehen - zum Beispiel, indem sie ihnen *alle* Arten von Spielzeug kaufen -, wie enttäuscht sie sind, wenn sie feststellen, dass die Kinder trotz ihrer Bemühungen irgendwie Genderstereotype übernommen haben. Manche Eltern ziehen daraus den Schluss, dass diese Stereotype »natürlich« sind, wir also mit ihnen auf die Welt kommen. Ich antworte dann, dass das gut möglich ist - aber dass ihre Kinder aus dem Nichts mit Stereotypen ankommen, ist kein Beweis für irgendetwas. Kinder sind überall mit Genderstereotypen konfrontiert. Studien haben gezeigt, dass der Grad, zu dem Kinder sich den Normen für ihr soziales Geschlecht entsprechend verhalten, weitaus stärker von anderen Kindern und den Medien beeinflusst wird als von den Eltern.

Das ist der Grund, weshalb ich nicht versuche, Genderstereotype vor meinen Kindern zu verbergen. Im Gegenteil, eine gute Strategie ist es, deren Existenz anzuerkennen und sie als solche offenzulegen – als fehlgeleitete Überzeugungen, die manchmal auf einem gewissen Maß an wissenschaftlichen Beweisen beruhen, sehr oft aber auch nicht. Zum Beispiel ist in Israel das Stereotyp verbreitet, dass Mädchen schlecht in Sport sind. Es basiert auf der wahren Beobachtung, dass mehr Jungen als Mädchen in diesem Land Sport treiben, aber der Schluss daraus ist sicher nicht, dass Mädchen die schlechteren Sportler sind. Das Stereotyp, Mädchen seien schlechter in Mathe, entbehrt dagegen jeglicher Grundlage: In Israel schlagen sich die Mädchen in Mathe im Schnitt mindestens ebenso gut wie die Jungen, sowohl in Prüfungen an ihrer eigenen Schule als auch in internationalen Prüfungen.

Ein Weg, um eine verbreitete Überzeugung als Stereotyp zu entlarven, ist es, Gegenbeispiele zu geben. Als beispielsweise meine Kinder behaupteten, Mädchen könnten nicht Fußball spielen, erinnerte ich sie daran, dass ich es gewesen war, die es ihnen beigebracht hatte. Es funktionierte. Ein paar Jahre später gingen sie mit einer anderen Familie joggen. Deren Tochter hörte irgendwann auf zu laufen und erklärte, sie täte das, weil sie ein Mädchen sei. Zu meiner Freude widersprachen meine Kinder ihr und sagten, diese Erklärung ergebe überhaupt keinen Sinn, weil sie Mädchen kannten, die joggten.

Wir müssen die Kinder wissen lassen, dass die Welt nach wie vor unterschiedliche Erwartungen an Jungen und Mädchen hat und dass manche Menschen eben eine beschränkte Sichtweise haben. Sonst finden sie es möglicherweise selbst auf die harte Tour heraus. Ich erinnere mich an meine eigene schmerzliche Erfahrung, als ich mich mit ungefähr zehn Jahren einer Schwimmmannschaft anschloss. Ich trug dort nur eine Bikinihose, so, wie ich es am Strand auch tat. Ich hatte noch keine Brüste und auf diese Weise gekleidet an den Strand zu gehen war völlig akzeptabel – nicht jedoch in der Schwimmmannschaft, wie mir klar wurde, als mich die anderen Mädchen und Jungen anstarrten. Ich wollte vor Scham im Boden versinken. Noch Monate danach war ich sauer auf meine Mutter, weil sie mich nicht über die Erwartungen anderer Leute aufgeklärt hatte, sodass ich hätte selbst entscheiden können, ob und wann ich mich ihnen widersetzen würde.

Indem wir unseren Kindern helfen, Stereotype zu entdecken, unterstützen wir sie dabei, einen kritischen Blick zu entwickeln: Botschaften auszumachen, die es darauf anlegen, sie auf eine bestimmte Spur zu setzen, und sie davon abbringen, was sie wollen und brauchen. Wenn eine Hälfte des Spielzeugladens rosa gestrichen ist und die andere blau, weise ich meine Kinder darauf hin, dass dieses Farbsystem in Wirklichkeit ihre Auswahl beschränkt. Wenn wir zusammen einen Actionfilm anschauen, ermuntere ich sie, sich zu fragen, ob die meisten aktiven Charaktere Männer sind – was normalerweise der Fall ist – und die meisten, die gerettet werden müssen, Frauen.

Darüber hinaus können wir versuchen, ihre Umgebung zu beeinflussen. Als mein ältester Sohn in der zweiten Klasse war, erfuhr ich, dass er und seine Mitschüler*innen Geschichten aus der Bibel lasen, in denen die meisten Akteure männlich waren. Sie hörten auch Geschichten über *Zaddiks* – im Judentum hochangesehene Menschen –, die alle Männer waren, und wollten eine Lesung von *Die wunderbare Reise des kleinen Nils Holgersson mit den Wildgänsen* besuchen. Ich schlug der Lehrerin vor, auch Geschichten zu lesen, bei denen Heldinnen im Zentrum standen. Nachdem ich sie auf diese Einseitigkeit hingewiesen hatte, war sie gerne bereit, das Spektrum zu erweitern.

Ich stelle fest, dass die Menschen sich ihrer eigenen Gendervorurteile gar nicht bewusst sind und offener für Veränderungen, als man meinen möchte. Als eines meiner Kinder im Kindergarten war, erhielten alle Eltern eine E-Mail, mit der die ganze Gruppe zu einer gemeinsamen Geburtstagsfeier von vier in diesem Monat geborenen Kindern eingeladen wurde. Unterschrieben hatten die Mail die vier Mütter. Ich verwendete die Funktion »Allen antworten«, um die gesamte Mailingliste auf den unglaublichen Zufall aufmerksam zu machen, dass keines der Kinder, die in diesem Monat Geburtstag feierten, einen Vater hatte. Einer der Väter antwortete, sein Kind habe sehr wohl einen. Aber seit dieser E-Mail wurden alle Einladungen von beiden Eltern oder »der Familie von« unterschrieben.

In unserer Gesellschaft wird die Mutterschaft so hochgejubelt, dass Väter an der Betreuung des Kindes in vielen Fällen nur am Rande beteiligt sind. Häufig stehen sie nicht auf der Eltern-Mailingliste einer Klasse; Lehrer*innen wenden sich oft nur an die Mutter, um über das Kind zu sprechen, genauso andere Eltern, wenn sie zum Beispiel eine Verabredung für ihre Kinder organisieren wollen. Dieses Verhalten setzt einen Teufelskreis in Gang, bei dem die Väter ausgeschlossen werden: Der Vater bekommt keine Informationen, sodass andere schließlich meinen, es wäre Zeitverschwendung, mit ihm über sein Kind zu sprechen, da er ohnehin nicht Bescheid wisse; und er selbst kann sich kaum einbringen, ohne sich besonders viel Mühe zu geben, genügend vom Leben seines Kindes mitzubekommen.

Der Vater meiner Kinder ist über diese Diskriminierung mindestens genauso verärgert wie ich. Er findet, dass dadurch übersehen wird, welche wichtige Rolle er als Vater hat, und er hasst es, auf mich angewiesen zu sein, wenn er Informationen über *seine* Kinder haben möchte. Auch bei der Arbeit kämpft er darum, als Vater anerkannt zu werden. Er musste schon mehrmals Jobangebote ablehnen, weil seine Bitte, zweimal wöchentlich früher nach Hause gehen zu dürfen, damit er sich um die Kinder kümmern kann, abgelehnt wurde – eine Bitte, die einer Frau in seiner Position vermutlich eher gewährt worden wäre.

Eine derart strikte Aufteilung der Elternschaft nach Geschlechterrollen schadet letztlich allen Beteiligten – Männern, Frauen, Kindern. Studien zeigen, dass das Engagement eines Vaters im Leben seines Kindes ein entscheidender Faktor für dessen kognitive Entwicklung und emotionale Gesundheit ist. Einer Studie von 2007 zum Beispiel, in *Applied Development Sciences* publiziert, ist zu entnehmen, dass Babys, die mehr Zeit allein mit ihren Vätern verbringen, im

Verlaufe ihrer Kindheit weniger Verhaltensauffälligkeiten an den Tag legten.[1] In einer in *The Scandinavian Journal of Economics* erschienenen Studie von 2015 ist zu lesen, dass Kinder, deren Väter Elternzeit genommen hatten, Jahre später in der Schule besser zurechtkamen.[2]

Andere Studien haben Zusammenhänge zwischen Väterzeit und geringeren gesundheitlichen Problemen sowohl bei der Mutter als auch beim Vater und eine gerechtere Verteilung der Hausarbeit festgestellt.[3] In Island zum Beispiel, wo Vätern ein dreimonatiger Erziehungsurlaub zusteht, zeigten Forschungsergebnisse, dass die Kinderbetreuung drei Jahre später in 63 Prozent der Familien, in denen der Vater diese Zeit in Anspruch genommen hatte, gleichmäßig zwischen Mutter und Vater aufgeteilt war, im Gegensatz zu den 41 Prozent der Familien, in denen nur die Mutter zu Hause geblieben war.[4]

Eine effektive Strategie, um sicherzustellen, dass die Väter ihr Recht auf Elternzeit wahrnehmen, ist die sogenannte »Papa-Quote« – ein bezahlter Erziehungsurlaub, der nur für Väter reserviert ist, zusätzlich zur bezahlten Auszeit für Mütter. In skandinavischen Ländern hat diese Strategie zu einem gewaltigen Anstieg von Elternzeit nehmenden Vätern geführt, von häufig nahezu null auf 80 bis 90 Prozent. Selbst eine kurze Väterzeit hat sich als zuträglich für die Beteiligung des Vaters am Leben des Kindes erwiesen, während gleichzeitig die Wahrscheinlichkeit für Entwicklungsschwierigkeiten des Kindes im späteren Leben reduziert wurde.[5]

Kapitel 21

Genderbewusstsein

Jedes Jahr leite ich eine Studiengruppe an meiner Universität, mit der ich das Bewusstsein für das Gendersystem schärfen will.[1] In einer bezeichnete ein Student sich als »genderqueer«. Er sah gut aus, war muskulös und trug einen Bart, Ohrringe, Ketten und anderen Schmuck. Als eine Studentin ihn fragte, warum er entschieden habe, seine Geschlechtsidentität auf diese Art und Weise zur Schau zu stellen, gab ich diese Frage an sie zurück – warum zeigte sie ihre eigene Identität, indem sie Make-up und eng sitzende, weibliche Outfits trug? Zuerst war sie überrascht, und dann wurde ihr klar, genau wie er »genderqueere« Symbole zur Schau stellte, legte sie selbst jeden Morgen solche an, die »Frau« signalisierten.

Die Einteilung in zwei soziale Geschlechter ist so allgegenwärtig, dass es, wie dieser Vorfall zeigt, besondere Mühe erfordert zu begreifen, in welchem Ausmaß sie unser Leben durchdringt – von äußeren Anzeichen, die an sich in der Regel keinen Schaden anrichten, bis hin zu Wahrnehmungen und Standards, die es eben doch tun. Bevor wir anderen dazu verhelfen, sich ihrer Voreingenommenheit bezüglich der sozialen Geschlechter und ihrer Schemata bewusst zu werden, sollten wir uns vielleicht einmal unsere eigene anschauen. Wird unser eigenes Verhalten durch Gendernormen beschränkt?

Es gibt Gesellschaften, in denen man keinen Master in Genderstudies braucht, um die Antwort darauf zu kennen. In manchen Regionen der Welt riskieren Mädchen und Frauen ihr Leben, wenn sie auf Bildung bestehen. In vielen Ländern, darunter auch westlichen, erleben Menschen, die sich als transgender oder genderqueer bezeichnen, regelmäßig Gewalt, bloß weil sie sich geschlechtsuntypisch verhalten. Doch selbst in der Sicherheit unseres Zuhauses, wenn niemand uns zusieht, vermeiden wir manchmal Tätigkeiten, die wir – häufig unbewusst – als »unpassend für mein Geschlecht« empfinden, wie ein Ikea-Bücherregal aufzubauen oder ein Kochbuch aufzuschlagen und Suppe zu kochen.

Es kann eine aufschlussreiche Erfahrung sein, sich Umfragen anzuschauen, die zeigen, wie stark sich unsere Erwartungen an Frauen und Männer unterscheiden. Im Jahr 2017 bat das Pew Research Center 4573 Amerikanerinnen und Amerikaner, die Eigenschaften zu nennen, von denen sie glaubten, dass die Gesellschaft sie beim jeweiligen Geschlecht wertschätzt.[2] Die Muster, die sich aufgrund der Antworten bildeten, entsprachen den herrschenden Stereotypen. Charakterzüge, die mit Stärke und Ehrgeiz verbunden sind, wurden besonders bei Männern geschätzt; Mitgefühl und Freundlichkeit besonders bei Frauen. Bei einigen Wörtern, die menschliche Qualitäten beschreiben, ordneten die befragten Amerikaner*innen Männern und Frauen gegensätzliche Werte zu. Zum Beispiel wurde das Wort »mächtig« in 67 Prozent der Fälle positiv verwendet, wenn Männer gemeint waren; auf Frauen angewandt, wurde es jedoch in 97 Prozent der Fälle negativ gewertet. »Emotional« wurde nahezu ausschließlich benutzt, um Männer zu beschreiben – negativ. »Promisk« wurde ebenfalls negativ verwendet, aber hauptsächlich für Frauen. Allein diese Beispiele zeigen schon, wie viel Veränderung nötig sein wird, bevor wir das Ziel erreichen, das ich weiter oben beschrieben habe: dass jedes Verhalten und jede Eigenschaft danach bewertet werden sollten, ob sie angemessen für *alle* Menschen sind.

Frauen bezahlen zum Beispiel einen weitaus höheren Preis als Männer dafür, erfolgreich zu sein, besonders, wenn sie es in traditionell für Männer reservierten Bereichen sind. Solche Frauen werden als hart und ehrgeizig wahrgenommen und entsprechend – da diese Eigenschaften bei Frauen nicht als wünschenswert gelten – sozial als weniger attraktiv. In einer im *Journal of Applied Psychology* publizierten Studie baten Forscher*innen von der New York University und der Columbia University Teilnehmer und Teilnehmerinnen, eine hypothetische stellvertretende Vertriebsleitung eines Flugzeugbauers einzuschätzen – stereotypisch ein »Männerjob«, weil es sich bei den Produkten um Motoren- und andere Flugzeugteile handelte.[3] Dieselben Profile einer stellvertretenden Vertriebsleitung liefen in manchen Fällen unter dem Namen »Andrea«, in anderen unter dem Namen »James«. Die Forscher*innen stellten fest, wenn die Kompetenz der stellvertretenden Vertriebsleitung als zweifelhaft dargestellt wurde, galten Andrea und James als nahezu gleichermaßen sympathisch. Wurden ihre Leistungen hingegen als »herausragend« präsentiert, fanden die Befragten Andrea weitaus weniger sympathisch als James – im Endeffekt wurde die Frau also für ihren Erfolg bestraft. Denken Sie an diese Studie, wenn sie das nächste Mal eine erfolgreiche Frau für eine Zicke halten.

Nicht nur am Arbeitsplatz, sondern in vielen Alltagssituationen reagieren wir unterschiedlich auf ähnliche Verhaltensweisen, abhängig davon, ob sie an Frauen oder Männern beobachtet werden. Einmal kam in einer meiner Gendergruppen ein männlicher Teilnehmer zu spät und fragte die anderen, was er verpasst habe. Als ein paar Studentinnen – die in diesen Gruppen meistens die Mehrheit bilden – sich bereiterklärten, ihn auf den neuesten Stand zu bringen, unterbrach ich den Unterricht, um die Aufmerksamkeit darauf zu lenken, was gerade passiert war. Ich erinnerte sie daran, dass wenige Minuten zuvor drei Teilnehmerinnen zu spät hereingekommen waren, von denen zwei sich still auf ihre Plätze gesetzt hatten, um nicht zu stören, und eine gefragt hatte, was sie verpasst habe, worauf aber niemand reagiert hatte. Über solche Hinweise erschrecken meist beide Seiten. Die Studentinnen sagten, sie seien sicher gewesen, sie hätten nur nett zu einem Kommilitonen sein wollen und überhaupt nicht gemerkt, dass sie sich einer Kommiliton*in* gegenüber nicht so großmütig gezeigt hatten. Die männlichen Studenten waren ebenso überrascht, als ihnen ihr »männliches Privileg« bewusst wurde, das in einer so kleinen Interaktion deutlich wird - nämlich dass sie sich sowohl für berechtigt halten, die gesamte Gruppe zu stören, als auch dass sie die positive Reaktion der anderen für selbstverständlich halten.

Zu entdecken, dass man privilegiert behandelt wurde, kann schmerzhaft sein. Männer in meinen Gruppen sind zum Beispiel häufig bekümmert, wenn ihnen klar wird, dass viele Frauen ihnen jede Menge Raum gewähren und sie die Gespräche dominieren lassen - nicht etwa, weil sie unwiderstehlich charmant wären, sondern weil sie Männer sind. Eines der größten Privilegien daran, privilegiert zu sein, ist, nicht zu wissen, dass man privilegiert ist. Vielleicht fällt einem nie auf, dass auf dem Weg, den man täglich nimmt, eine Stufe ist, bis man eines Tages jemanden in einem Rollstuhl sieht, für den sie ein unüberwindbares Hindernis darstellt. Wenn Sie wissen wollen, inwiefern Sie privilegiert sind, versuchen Sie, die Erfahrungen von Menschen außerhalb ihrer eigenen sozialen Gruppe nachzuvollziehen. Sind Sie ein Mann, finden Sie heraus, wie Frauen sich in verschiedenen Situationen fühlen; gehören Sie zur weißen Mehrheit, lernen Sie etwas über die alltäglichen Erlebnisse von Minderheiten; wenn Sie einen unversehrten Körper besitzen, sprechen Sie mit jemandem mit einer Behinderung.

Sind wir uns unserer verzerrten Wahrnehmung aufgrund des Gendersystems und unserer Privilegien bewusst, ermöglicht uns das, unser Handeln entsprechend zu verändern. Einer meiner Studenten war entsetzt, als ihm aufging, dass

Frauen abends auf der Straße Angst vor ihm haben könnten, weil er ein Mann ist. Seine Lösung war, einem Stereotyp mit einem anderen zu begegnen. Immer wenn er durch eine dunkle Straße läuft und in der Ferne eine Frau sieht, wechselt er die Straßenseite und fängt an, laut einen Popsong von Madonna zu singen. Da sie eine Schwulenikone sei, hoffe er, würde die Frau auf der Straße ihn für schwul halten und daher als weniger bedrohlich wahrnehmen.

Der Vorteil von Genderbewusstsein ist, dass es Entscheidungsfreiheit bietet. Wenn Frauen in meinen Gruppen merken, dass sie sich unter bestimmten Umständen fürsorglich und rücksichtsvoll verhalten haben, weil das von Frauen erwartet wird, bedeutet dies nicht, dass sie automatisch damit aufhören. Es heißt nur, dass sie nun die Wahl haben, ob sie sich so benehmen wollen, weil es die Situation erfordert, oder nicht, statt blind dem Diktat des sozialen Geschlechts zu folgen.

Männliche Teilnehmer meiner Gruppen begrüßen außerdem die Freiheit, die damit einhergeht, Geschlechterrollen aufzugeben. Sie sagen, sie wollen die Wahl haben, ob sie sich körperlich oder emotional stark zeigen, Dinge reparieren, die Führung übernehmen oder anderen helfen. Ein Student zum Beispiel sagte, es habe ihn geärgert, dass seine Freundin davon ausging, er werde einen platten Reifen an ihrem Auto wechseln, ohne überhaupt über andere Lösungen nachzudenken. Er sagte, die Arbeit an sich würde ihm nichts ausmachen, und er hätte der Bitte gerne entsprochen, wenn ihn ein Freund gefragt hätte. Was ihn störte, war die nicht hinterfragte Überzeugung seiner Freundin, dass platte Reifen in *seinen* Verantwortungsbereich fielen.

Erwartungen aufgrund des sozialen Geschlechts begrenzen auch die Möglichkeiten der Interaktion in Liebesbeziehungen. Eine Teilnehmerin in einer meiner Gruppen sagte, es habe sie erstaunt, wie sehr sich ihr Umgang mit ihren Freundinnen - wo sie häufig die Initiative ergriff - von der Art unterschied, wie sie sich bei einem Date mit einem Mann verhielt. Als sie einige Tage zuvor ein erstes Date mit jemandem gehabt hatte, war es der Mann, der sie abholte, vorschlug, was sie unternehmen könnten, und letztlich entschied, wohin sie gingen. Die Männer in der Gruppe meldeten sich sofort zu Wort und erklärten, wie belastend es für sie ist, dass von ihnen immer erwartet wird, beim Dating die Führung zu übernehmen.

Ein hilfreiches Mittel, um das Genderbewusstsein zu erhöhen, ist es, sich vorzustellen, wie eine Situation aussähe, wenn das Geschlecht des Gegenübers ein anderes wäre. Einmal diskutierten die Studierenden in der Gruppe über sexuelle Belästigung, und einer der Männer, der bis dahin nichts gesagt hatte, wollte das Thema wechseln - ihn interessierten eher die wissenschaftlichen Aspekte von Gender. Mehrere Teilnehmerinnen forderten ihn sofort auf, die Themen zu nennen, die ihn mehr interessierten. An diesem Punkt lenkte ich die Aufmerksamkeit der Gruppe darauf, wie bereitwillig die Frauen, obwohl sie in der Mehrheit waren, ihre Macht aufgegeben hatten, indem sie sich einverstanden gezeigt hatten, ein Thema fallen zu lassen, das für viele von ihnen relevant war und über das sie selten in gemischtgeschlechtlichen Gruppen sprechen konnten. Dieser Austausch half den Studentinnen und Studenten, sich darüber klarzuwerden, dass ein Mann sich frei fühlt, sein Unwohlsein mit einem bestimmten Thema in der Gruppe zu äußern, wohingegen eine Frau zu sein bedeutet, sicherzustellen, dass sich alle, insbesondere die Männer, wohlfühlen. Man stelle sich eine Situation vor, in der Männer engagiert über Sport diskutieren, und dann bittet eine Frau sie, das Thema zu wechseln, und sie gehen überaus bereitwillig darauf ein. Ein solches Szenario ist nicht unmöglich, aber höchst unwahrscheinlich.

Halten Sie Ausschau nach Spuren von Gender in alltäglichen Situationen. Helfen eher die Männer oder die Frauen beim Abwasch nach dem Abendessen mit der Familie? Sind es am Arbeitsplatz die Männer oder die Frauen, die sich bereiterklären, unbezahlte Extra-Aufgaben zu übernehmen, wie einen Ausflug für die gesamte Belegschaft zu organisieren? Erhalten die Ideen, die von Männern und Frauen bei einem Businessmeeting geäußert werden, dieselbe Aufmerksamkeit?

Achten Sie auch auf Ihr eigenes Verhalten. Wenn Sie ein Vorstellungsgespräch mit einer potenziellen Mitarbeiterin, führen, über einen gemeinsamen Freund sprechen oder jemandes Fahrstil kommentieren – wären Ihre Wahrnehmung, Ihre Worte oder Reaktionen dieselben, wenn diese Personen das jeweils andere Geschlecht hätten?

Kapitel 22

Aktiv werden

Wenn man feststellt, auf wie viele Arten das Gendersystem operiert, kann das frustrierend sein. Aber das bedeutet auch, dass es vieles um uns herum gibt, was wir ändern können. Und es lohnt sich, es zu versuchen.

Hier ein inspirierendes Beispiel: »Orchestrating Impartiality« (Objektivität orchestrieren), eine Studie, die im Jahr 2000 von Forscherinnen der Harvard University veröffentlicht wurde, zeigte am Beispiel einiger Orchester in den USA, dass die Zahl der eingestellten Musikerinnen deutlich stieg, wenn sogenannte Blind Auditions abgehalten wurden.[1] Das heißt, die Bewerber*innen spielten hinter einer Wand vor, durch die der Jury ihre Identität und ihr Geschlecht verborgen blieb. Gemäß einer Zusammenfassung dieser Studie auf der Website der Harvard Kennedy School stieg in den Jahren, nachdem diese Praxis eingeführt worden war, der Anteil der Musikerinnern in den fünf besten Orchestern Amerikas auf mehr als das Dreifache: von 6 auf 21 Prozent.[2]

In den meisten Fällen ist es uns nicht möglich, einfach eine Wand aufzustellen. Aber wir können nach Möglichkeiten Ausschau halten, das soziale Geschlecht als relevante Kategorie aus der Welt zu räumen.

Ein Anfang könnte sein, die Frage nach dem Geschlecht aus zahllosen Formularen zu entfernen, in denen sie ohne besonderen Grund auftaucht.[3] Wozu müssen die Grenzbehörden wissen, ob wir weiblich oder männlich sind, wenn wir die Zollerklärung ausfüllen? Warum müssen wir bei Spenden für eine Wohltätigkeitsorganisation »Herr« oder »Frau« ankreuzen?

Es stimmt, was die Dokumentation angeht, hat sich viel getan in den letzten Jahrhunderten. Meine Co-Autorin erzählt, als sie an einem Buch über einen russischen Biologen aus dem neunzehnten Jahrhundert[4] arbeitete, habe sie große Schwierigkeiten gehabt, Informationen über seine weiblichen Vorfahren in den Archiven zu finden, da Frauen damals nicht als wichtig genug betrachtet wurden, um in offiziellen Dokumenten zu erscheinen. So sind in der Geburtsurkunde des Wissenschaftlers aus dem Jahr 1845 zwar Name und Anschrift seines Vaters aufgeführt, die Mutter wird jedoch nicht erwähnt. Und doch liegt noch ein weiter Weg vor uns. In Israel zum Beispiel ist es nicht ungewöhnlich, dass Menschen, die offizielle Anträge ausfüllen, nach dem Namen ihres Vaters gefragt werden, obwohl nicht klar ist, wozu diese Information gebraucht wird und wenn, wieso dann nur nach dem Vater und nicht nach der Mutter gefragt wird oder, noch besser, nach beiden Elternteilen (gleich welchen Geschlechts).

In unserer Sprache wird außerdem die Kategorie des

Geschlechts weitaus häufiger verwendet als nötig. Zum Beispiel greifen wir selten auf physiologische Merkmale abgesehen vom Geschlecht zurück, wenn wir uns auf andere Menschen beziehen. Man stelle sich vor, wie absurd es wäre zu fragen: »Na, mein kleines braunäugiges Kind, wie war es heute in der Schule? Hast du mit anderen braunäugigen Kindern gespielt oder mit blauäugigen?« Und jetzt stellen Sie sich vor, Sie würden sagen: »Na, mein kleines Kind mit männlichen Genitalien, wie war es heute in der Schule? Hast du mit anderen Kindern mit männlichen Genitalien gespielt oder mit welchen mit weiblichen?« Das klingt natürlich fürchterlich, aber genau das drücken Sie aus, wenn Sie Ihr Kind mit »mein Junge« ansprechen oder sich auf andere Kinder als »Jungen und Mädchen« beziehen oder wenn Sie über »Männer und Frauen« sprechen.

Wann immer es möglich ist, könnten Sie versuchen, darauf zu verzichten, Geschlechterkategorien zu verwenden, und sich stattdessen an »Kinder« oder »Leute« wenden. So wird keine Verbindung hergestellt zwischen der Form ihrer Genitalien und dem, was Sie ausdrücken wollen. Sie können auch versuchen, geschlechtsneutrale Begriffe von beruflichen Positionen statt solche mit gegenderten Endungen zu verwenden, zum Beispiel »Vorsitz/Leitung« statt »Vorsitzender/Leiter«.[5]

Wenn wir nicht dafür sorgen können, dass das soziale Geschlecht unsichtbar wird, ist das Verständnis, wie es wirkt, der effektivste Weg, um die dadurch entstehenden Schieflagen zu bekämpfen. Eine bemerkenswerte Änderung wurde vom Harvey Mudd College in Süd-Kalifornien beim Informatikstudium eingeführt, der technologischen Disziplin mit dem niedrigsten Anteil von Frauen, die einen Bachelorabschluss machen.[6] Harvey Mudd war da keine Ausnahme. Als die Fakultät beschloss, das zu ändern, erforschte sie zuerst die tieferliegenden Gründe für das ungleiche Geschlechterverhältnis, dann teilte sie die Einführung in die Informatik auf in einen Kurs für Studierende mit Programmiererfahrung (zum Großteil die männlichen) und einen für diejenigen ohne (hauptsächlich die weiblichen), damit die Studierenden ohne Erfahrung sich nicht eingeschüchtert fühlten. Die Fakultät erweiterte darüber hinaus die Kursinhalte, es ging nun auch darum, wie man etwas für die Gesellschaft tun könnte, und nicht nur um das reine Programmieren. »Das wirkte Wunder und erzeugte eine unterstützende Atmosphäre«, schrieb die College-Präsidentin Maria Klawe in *Newsweek*. Und sofort veränderten sich die Zahlen. Klawe: »In vier Jahren stieg der Anteil der Frauen im Studiengang von durchschnittlich 10 auf 40 Prozent. Seit 2001 halten wir diesen neuen Durchschnitt.«[7]

Es gibt ein weiteres Beispiel: Einer Kollegin von mir ist aufgefallen, dass Gender die Organisation von wissenschaftlichen Konferenzen beeinflusst, und es ist ihr gelungen, die dadurch entstehenden Verzerrungen zumindest in einigen Fällen zurechtzurücken. Sie registrierte, dass die Organisator*innen von Konferenzen, wenn sie eine Liste mit potenziellen Rednern erstellten, – höchstwahrscheinlich unabsichtlich – bei Frauen und Männern unterschiedliche

Kriterien anwandten. Wurde der Name einer Frau ins Spiel gebracht, kamen häufig Einwände: Sie sei keine große Rednerin oder arbeite nicht genau in dem Bereich, um den es auf der Konferenz gehen sollte, oder ihr Status war nicht hoch genug. Bei Männern war das alles viel unkomplizierter. Das Organisationskomitee fing an, alle Männer aufzulisten, die *unbedingt* auftreten mussten: Da war dieser große Name, den sie auf jeden Fall einladen mussten, auch wenn er nicht genau in dem relevanten Bereich arbeitete, und dieser andere Wissenschaftler, der zwar ein unglaublich schlechter Redner war und immer dasselbe sagte, aber eine zentrale Figur auf seinem Feld war, und dann noch dieser junge Mann, der so interessante Forschung betrieb, die Fachwelt sollte endlich einmal mit seiner Arbeit bekannt gemacht werden.

Mit ein wenig Glück wurde den Organisator*innen manchmal klar, dass sie nicht genügend Rednerinnen auf ihrer Liste hatten, und dann überlegten sie, mit welchen Frauen sie diese »auffüllen« konnten – Frauen, die so bekannt sind, dass sie einem als Erstes in den Sinn kommen, wenn man eine Alibi-Frau für eine Veranstaltung braucht, bei der bislang nur Männer als Gäste vorgesehen waren. Aber diese Wissenschaftlerinnen werden mit Einladungen derart überhäuft – auch wenn die Themen der Veranstaltungen gar nichts mit ihrem Forschungsgebiet zu tun haben –, dass sie oft ablehnen müssen. (Sollten Sie jemals hören, auf einer Konferenz seien gar keine oder kaum Rednerinnen aufgetreten, dann wissen Sie, warum.) Das Resultat war ein »Teufelskreis der Unsichtbarkeit«[8]: Sieht man auf einer

Konferenz keine Frauen aus dem eigenen Berufsfeld als Vortragende, auch keine vielversprechenden jungen Frauen, lädt man zur nächsten Konferenz mit großer Wahrscheinlichkeit auch keine ein.

Als meine Kollegin wieder eine Konferenz organisierte, schlug sie vor, die Reihenfolge umzukehren: zuerst alle relevanten Rednerinnen einzuladen und dann die Lücken mit Männern zu füllen, und zwar anhand derselben Kriterien, die normalerweise auf Frauen angewandt werden – dass sie Vortragskünstlerinnen sind *und* genau in dem infrage kommenden Bereich arbeiten. Die Frage, die sich die Organisator*innen stellten, war: »Wäre dieser Wissenschaftler eine Frau, hätten wir ihn eingeladen?« Es war letztlich eine für alle teilnehmenden Frauen und Männer äußerst zufriedenstellende Konferenz.

Um besagten Teufelskreis der weiblichen Unsichtbarkeit auf Konferenzen zu durchbrechen, haben einige Wissenschaftler*innen eine Website ins Leben gerufen, BiasWatchNeuro, auf der die Anteile der weiblichen und männlichen Redner auf Konferenzen zu verschiedenen neurowissenschaftlichen Forschungsgebieten aufgeführt und diese Prozentsätze mit den grundsätzlichen Anteilen der Frauen und Männer auf diesem Gebiet verglichen werden. Machen Frauen beispielsweise 40 Prozent der Wissenschaftler in einem bestimmten Bereich aus, aber nur 20 Prozent der auf eine Konferenz eingeladenen Redner, sind sie dort eindeutig unterrepräsentiert.

Diese Website hat einiges ins Rollen gebracht. Sei es,

dass durch sie die Organisator*innen von Konferenzen auf ihre Gendervorurteile aufmerksam wurden (bias bedeutet Vorurteil oder Voreingenommenheit) oder dass sie nicht dafür geächtet werden wollten, nicht genügend Frauen im Programm zu haben – in jedem Fall haben sie sich stärker angestrengt, mehr Rednerinnen einzuladen. Und, wer hätte das gedacht? Es ist ihnen gelungen. Unter den Erfolgsgeschichten, die auf BiasWatchNeuro aufgezählt wurden, ist die Bernstein-Konferenz, die größte jährlich stattfindende Computational-Neuroscience-Konferenz in Europa. Von 2009 bis 2015 waren Redner und Tagungsleiter mehrheitlich Männer. Aber im Jahr 2016 waren 42 Prozent der eingeladenen Redner Frauen – das ist mehr als der Grundanteil auf diesem Gebiet. Und Ende 2018 lag der Frauenanteil bei der Mehrheit der ausgewerteten Konferenzen sogar oberhalb des Grundanteils.[9] Mindestens zwei von BiasWatchNeuro inspirierte Websites sind darüber hinaus entstanden: BiasWatchArchaeo für die Archäologie und BiasWatchDerm für die Dermatologie.

Die verzerrte Repräsentation aufgrund des sozialen Geschlechts zu bekämpfen ist natürlich einfacher, wenn die Initiative von oben kommt. Es gibt wahrscheinlich wenige Maßnahmen, die effektiver für einen gesellschaftlichen Wandel sorgen, als die Gesetzgebung. Ein oft zitiertes Beispiel ist die Wirkung, die »Title IX« – ein US-amerikanisches Gesetz, das 1972 verabschiedet wurde, um Diskriminierung aufgrund des Geschlechts in staatlich geförderter Bildungsarbeit zu verhindern – auf die Chancen von Mädchen und

Frauen im Sport hatte. Im Jahr 1971, also nicht lange vor dem Inkrafttreten von Title IX, nahm nur ein Mädchen (gegenüber zwölf Jungen) am Highschool-Sport teil; 2013 war das Verhältnis 1 Mädchen zu 1,39 Jungen. In Colleges, die zur National Collegiate Athletic Association gehören, gab es vor Title IX nur 2,5 weibliche Teams pro Schule; 2014 hatte sich diese Zahl mehr als verdreifacht und war auf durchschnittlich 8,38 weibliche Teams pro Schule gestiegen.[10]

In Israel hat eine Regierungsinitiative zu einem dramatischen Anstieg der Zahl von Frauen in den Vorständen von privaten und staatlichen Unternehmen geführt. Vor 1993 lag der Frauenanteil bei nur 7 Prozent, aber nachdem in jenem Jahr das Unternehmensrecht in Bezug auf die Gleichstellung von Frauen und Männern in diesen Positionen korrigiert worden war, stieg er auf 29 Prozent im Jahr 1997 und dann weiter auf 37,8 Prozent im Jahr 2000. Sieben Jahre später, 2007, verabschiedete die Regierung eine Entscheidung, dass »angemessene Repräsentation« 50 Prozent bedeutete. Im Jahr 2013 stellten Frauen 45,5 Prozent der Vorstände.[11]

Im September 2018 verlangte Kalifornien als erster amerikanischer Bundesstaat, dass mindestens eine Frau den Vorständen aller dort ansässigen börsennotierten Unternehmen angehört. Es bleibt zu hoffen, dass dies nur ein erster Schritt in Richtung einer ausgewogeneren Repräsentation der Geschlechter ist – im Gegensatz zum gegenwärtigen Verhältnis von einer Frau zu fünf Männern.[12]

Auch wenn kleine Veränderungen der politischen Linie oder der Gesetzgebung große soziale Umwälzungen herbeiführen können, erfordern diese Veränderungen eine massive kollektive Anstrengung. Viel weniger Anstrengung kostet es, selbst für Wandel zu sorgen. Bei sich selbst. Bei der Familie. Bei den Menschen im eigenen Umfeld.

Es stimmt, dass der Kampf gegen das Gendersystem nervenaufreibend sein kann. Nicht gendergerechte Sprache unter Freund*innen oder am Arbeitsplatz zu kommentieren, kann Ihnen den Ruf »nervige/r Feminist/in« einbringen, der häufig einhergeht mit dem Label »Männerhasserin«, wenn Sie eine Frau sind. Wenn Sie gegen sexistische Witze protestieren, riskieren Sie nicht nur, als humorlos abgestempelt zu werden, sondern setzen sich unter Umständen verbaler oder physischer Gewalt aus. Andererseits sind viele Menschen froh, wenn sie auf ihre eigenen impliziten Vorurteile und die anderer Menschen aufmerksam gemacht werden, besonders, wenn das unter vier Augen und auf eine nicht verurteilende Art und Weise geschieht (fiese Kommentare auf Facebook werden wahrscheinlich weniger gut aufgenommen). Und wenn sich im Laufe dieser Enthüllungen herausstellt, welche Macht und Privilegien Sie selbst durch das Gendersystem haben, wäre es doch eine gute Idee, diese zu nutzen, um das System abzuschaffen, oder?

Kapitel 23

Vision

Ich möchte mit ein paar Worten zu meiner Vision abschließen.

Ich habe eine Zukunft vor Augen, in der es keine Männer und Frauen gibt, sondern nur Menschen mit weiblichen, männlichen oder intersexuellen Genitalien. In dieser Vision ist das Geschlecht bloß ein Begriff, um eines unserer körperlichen Charakteristika zu beschreiben – wie Größe, Gewicht, Alter oder Augenfarbe –, aber es wird nicht verwendet, um Menschen in Gruppen einzuteilen und sie unterschiedlich zu behandeln. Es sagt nichts darüber aus, ob sie Fußball oder Gedichte mögen sollten.

Wenn es Ihnen schwerfällt, sich diese Zukunft vorzustellen, denken Sie an Händigkeit: Manche Menschen sind Rechtshänder*innen, andere Linkshänder*innen, manche benutzen die rechte Hand nur bei bestimmten Tätigkeiten, bei anderen hingegen die linke.

Vor nicht allzu langer Zeit galten Linkshänder*innen als körperlich und geistig weniger begabt als Rechtshänder*innen. In unserer Sprache finden sich noch Spuren jener Zeit in Redewendungen wie »sie hat zwei linke Hände«. In dem

Hit-Musical *Easter Parade* aus dem Jahr 1948 sagt die Rollenfigur von Judy Garland, sie sei als Linkshänderin geboren, weswegen man ihre linke Hand festgebunden habe, und der Arzt habe ihrer Mutter gesagt, sie könne zu einer gefährlichen Kriminellen heranwachsen. Zu der Zeit, als das Musical produziert wurde, war diese Geschichte nur halb als Scherz gemeint. Wenn Eltern und Lehrer*innen bemerkten, dass ein Kind nur die linke Hand benutzte, fixierten sie diese tatsächlich, damit es gezwungen war, stattdessen die rechte zu verwenden. Zahlreiche Studien wurden durchgeführt, um nach den Defiziten im Gehirn zu suchen, die für die vermeintliche Minderwertigkeit von Linkshänder*innen verantwortlich waren. Einer Theorie zufolge rührte die Linkshändigkeit von einer Unterbrechung in der Entwicklung der linken Gehirnhälfte her, welche die rechte Körperhälfte steuert, und das, so die Theorie, veranlasse die linke Hand, die dominante zu werden – statt der *rechten*, der richtigen, wie schon der Sprachgebrauch deutlich macht.

Heute gibt es nach wie vor rechts- und linkshändige Personen, aber die Händigkeit ist nun nichts weiter als ein physiologisches Charakteristikum. Natürlich ist dieses Charakteristikum in manchen Situationen bedeutsam. Will ich zum Beispiel eine Schere kaufen, ist es gut zu wissen, ob sie für Links- oder Rechtshänder*innen gedacht ist; beim Tennis ist es eine wichtige Information, ob die rechte oder die linke Hand meiner Gegner*innen stärker ist. Aber es ist mir vollkommen gleichgültig, welche Hand bei meiner Hausärztin oder dem Lehrer meiner Kinder die dominante ist. Ich frage meine Kinder nicht, ob sie mit Rechts- oder Linkshänder*innen gespielt haben. Es spielt für Sie keine Rolle, dass dieser Text von zwei rechtshändigen Menschen geschrieben wurde.

Genauso sollten wir auch mit dem Geschlecht umgehen. Warum sollte es uns interessieren, ob unsere Hausärztin, der Lehrer unserer Kinder oder deren Spielkamerad*innen männliche oder weibliche Geschlechtsorgane haben? Warum sollte es für Sie eine Rolle spielen, dass dieser Text von zwei Menschen mit weiblichen Genitalien verfasst wurde?

Die Kategorie Geschlecht kann selbstverständlich in bestimmten Situationen durchaus relevant sein – sogar entscheidend, zum Beispiel, wenn wir Kinder wollen. Aber in einer geschlechtsneutralen Welt wird der Druck, eine heteronormative Familie – ein Mann, eine Frau und ihre biologischen Kinder – zu bilden, aufgehoben. Wenn wir aufhören, uns über die Form der Genitalien einer Person verrückt zu machen, wird das auch in Beziehungen unwichtig. Die heteronormative Familie ist eine menschliche Erfindung, kein unveränderliches, im Laufe der Evolution entstandenes Paket aus Beziehung und Genitalien. Wenn es um das Aufwachsen von Kindern geht, ist die heteronormative Familie nur eine von mehreren Möglichkeiten, in der das geschehen kann.[1]

In einer Welt ohne Gender werden die Geschlechterkategorien selbst ihre zentrale Bedeutung verlieren. Ohne soziale Bedeutung wird es unwichtig werden, welche Form die Genitalien einer Person haben. Das wird eine große Erleichterung für Menschen mit nicht typischen Genitalien sein und sicherlich auch für Eltern von Babys, die mit solchen Geschlechtsorganen zur Welt kommen – die Erwartungshaltung, die Kinder einem chirurgischen Eingriff zu unterziehen, würde jedenfalls verschwinden.

Statt die unglaubliche Vielfalt möglicher menschlicher Eigenschaften in zwei Schubladen zu sortieren, werden wir diese Vielfalt feiern. Heute verwendet nur eine Minderheit andere Begriffe für sich als das traditionelle »Frau« und »Mann«, aber in einer Welt ohne binäres Gendersystem würden viel mehr Menschen andere Geschlechterkategorien für sich entdecken. Ich glaube allerdings nicht, dass wir sie dann noch als *Geschlechter*kategorien bezeichnen würden.

Ein Einwand, der häufig bei meinen Vorträgen erhoben wird, ist, dass sich Frauen und Männer aufgrund ihrer jeweiligen Biologie auch in einer geschlechtsneutralen Welt verschieden verhalten würden. Darin sehe ich kein Problem. Im Gegenteil, wenn wir glauben, dass die Biologie das Verhalten von Frauen und Männern voneinander abweichen lässt, gibt es wohl keinen Grund, auch noch all die Konventionen des sozialen Geschlechts einzuhalten, um dies zu erreichen.

Eine Sorge in Bezug auf eine Welt ohne Gender, die ich oft höre, ist, dass es langweilig werden könnte, weil dann alle gleich wären. Ich gehe davon aus, dass das Gegenteil der Fall sein wird. Wir sind nicht gleich und werden es auch nicht sein, nachdem die Einteilung in zwei soziale Geschlechter abgeschafft worden ist oder einer Vielzahl von Identitäten Platz gemacht hat. Je mehr, desto besser, würde ich sagen.

Stellen Sie sich nur all die Variationen des »Junge trifft Mädchen«-Themas in einer Welt mit mehr als zwei sozialen Geschlechtern vor. Befreit von Genderkategorien werden Drehbuchautor*innen Dutzende verschiedener Geschlechtsidentitäten zur Verfügung haben – wie beispielsweise »Pangender trifft gender-undecided« – und können die charakteristischen Eigenarten jeder Figur herausarbeiten. Die Anzahl potenzieller Kombinationen wird durch die Decke gehen – eine Vorstellung, die ich alles andere als langweilig finde.

Eine weitere Befürchtung, die mir häufig zu Ohren kommt, ist die, dass, wenn sich alle so kleiden oder verhalten, wie sie wollen, man die Geschlechter gar nicht mehr unterscheiden könne. »Woher sollen sie dann wissen, wen sie daten können?«, fragen die Leute. Mein Vorschlag ist, nur mit Menschen Beziehungen einzugehen, zu denen man sich hingezogen fühlt. Glaubt man zum Beispiel, nur Frauen attraktiv zu finden, sollte es keine Rolle spielen, wie diese sich kleiden. Und wenn man dann jemanden interessant findet und feststellt, dass dieser Mensch männliche Genitalien hat, war die ursprüngliche Annahme offenbar falsch.

Gender ist ein System, das dem Geschlecht eine Bedeutung verleiht, aber unser soziales Geschlecht ist kein Spiegelbild unseres biologischen Geschlechts. Gender ist eines der Gefängnisse, in denen wir leben. Es teilt die Welt ein in Dinge für Männer und Dinge für Frauen. Und wenn wir etwas wollen, das angeblich nicht für uns bestimmt ist, werden wir von der Gesellschaft bestraft.

In der Welt, die ich mir vorstelle, gibt es kein Gender.

Nur Geschlecht.

Menschen mit weiblichen, männlichen oder intersexuellen Genitalien haben die Freiheit, sich für alles zu entscheiden, was diese Welt zu bieten hat. Manche werden nur mit Puppen spielen, andere nur mit Bällen, viele mit beidem. Was auch immer du liebst und tust, wenn es angemessen für *alle* Menschen ist, ist es auch angemessen für dich.

Dank

DAPHNA JOEL

Ohne Luba Vikhanski wäre dieses Buch nicht entstanden. Ich hatte schon lange ein Buch schreiben wollen, um mein Konzept vom Mosaik des menschlichen Gehirns auch außerhalb der wissenschaftlichen Gemeinde bekannt zu machen, aber ich wusste nicht, wie ich es angehen sollte. In Luba fand ich eine kreative und engagierte Schreibpartnerin, die meinen Ideen eine neue Form gab, durch die sie (hoffentlich) für ein breiteres Publikum zugänglich sind.

Ich hatte die Idee zu dem Gehirnmosaik, als ich über Geschlecht und Gehirn las, aber um sie vollständig zu entwickeln, war viel Forschungsarbeit nötig, wobei ich auf die Mitwirkung vieler Menschen angewiesen war. Ich danke allen, die mir auf diesem aufregenden Weg zur Seite standen. Bei einigen möchte ich mich ganz besonders bedanken.

Besonderen Dank schulde ich Ina Weiner, die mich in ihrer Funktion als Betreuerin meiner Doktorarbeit in die wissenschaftliche Forschung und ins wissenschaftliche Schreiben eingeführt hat und zu einer geschätzten Kollegin und Freundin wurde. Sie war während der Arbeit an diesem Buch stets mit Feedback zur Stelle, erteilte mir wertvolle Ratschläge und gab äußerst hilfreiche Kommentare zu dem Manuskript in seinen verschiedenen Stadien ab.

Die Mitglieder des NeuroGenderings Network haben mich unglaublich herzlich aufgenommen und ihre Köpfe und Herzen für meine Ideen zum Thema Geschlecht und Gehirn geöffnet. Ich schätze ihr kritisches Denken, ihren Humor und ihre Bereitschaft, sich mit jeder erdenklichen Frage von mir auseinanderzusetzen.

Von den Mitgliedern des Netzwerks gilt mein besonderer Dank Anne Fausto-Sterling für alles, was ich durch ihre Bücher gelernt habe (siehe Literaturhinweise), dafür, dass sie einverstanden war, mit mir gemeinsam einen Aufsatz über meine Arbeit zu schreiben, und für ihre Bereitschaft, mir Rat zu geben, wann immer ich ihn brauchte. Auch Cordelia Fine möchte ich besonders danken, für die Freude, die es mir bereitet, mit ihr an wissenschaftlichen und populärwissenschaftlichen Artikeln zu arbeiten, und für ihre sensible Kritik meines eigenen Schreibens, unter anderem dieses Buches. Es ist immer ein ausgesprochenes Vergnügen für mich, Ideen mit Gina Rippon, Rebecca Jordan-Young und Anelis Kaiser zu diskutieren und mit ihnen zusammenzuarbeiten, und ich danke euch, Cordelia, Gina, Rebecca und Anelis, für unsere Freundschaft.

Ich möchte Marcia Stefanick dafür danken, dass sie die mögliche Bedeutung der Mosaik-Hypothese schon früh erkannt hat, dafür, dass sie mir die Tür geöffnet hat zur Gemeinde der Wissenschaftler*innen, die sich mit Geschlechterunterschieden beschäftigen, und dafür, dass sie mich schon immer als Kollegin und Freundin unterstützt hat. Von den vielen der genannten Forscher*innen, die für einen Ideenaustausch bereit waren, möchte ich insbesondere Margaret (Peg) McCarthy danken, für unsere Diskussionen über Geschlecht und Gehirn, die in einem gemeinsamen Artikel kulminierten, und Dick Swaab, der mit mir gemeinsam seine Daten über Geschlechterunterschiede im menschlichen Hypothalamus erneut analysiert hat.

Meine Forschung zum Gehirn- und Gendermosaik und zur Geschlechtsidentität wäre ohne zahlreiche Mitwirkende in Israel und woanders nicht möglich gewesen – sie teilten mit mir ihr Wissen, ihre Erfahrung und ihre Daten. Mein Dank geht an Ricardo Tarrasch, Effi Ziv, Maya Mukamel, Yaniv Assaf, Sabine Oligschläger, Jared Pool, Sebastian Urchs, Daniel Margulies, Franziskus Liem, Jürgen Hänggi, Lutz Jäncke, Roee Admon und Talma Hendler. Besonders dankbar bin ich Isaac Meilijson, Amir Averbuch und Moshe Salhov, weil sie mir geholfen haben, die richtigen mathematischen Methoden zu finden, um meine Hypothese vom Gehirn als Mosaik zu testen.

Unendlich dankbar bin ich meinen Student*innen – vor allem Zohar Berman, Ariel Persico, Roi Jacobson, Nadav Wexler und Guy Shalev – dafür, dass sie meine Neugier bezüglich Geschlecht, Gender und Gehirn teilen und mir helfen, neue Wege zu entwickeln, das menschliche Gehirn und den Menschen allgemein zu betrachten.

Meine Familie und meine Freund*innen machten meine Sache zu der ihren, als ich mich der Arbeit über Geschlecht, Gender und Gehirn zuwandte. Sie integrierten meine Ideen in ihr Leben und ermutigten mich, dieses Buch zu schreiben. Besonders dankbar bin ich meinen Eltern, die sich viele Jahre lang mit Gehirn und Gender beschäftigt haben, um meine Forschung zu verstehen, die niemals ein Interview mit mir oder einen Artikel über meine Arbeit verpassen, und die immer für mich da sind. Meine Schwester ist seit Jahren eine Quelle der Kraft und der liebevollen Unterstützung für mich. Ich bin meinen drei Kindern dankbar, dass sie meine Begeisterung über jedes neue Forschungsergebnis teilen, für alles, was ich von ihnen gelernt habe und lerne, und für ihre Liebe.

LUBA VIKHANSKI

Als Daphna Joel mich mit ihrer Idee für dieses Buch ansprach, hielt ich mich für gut vorbereitet. Ungefähr zehn Jahre zuvor hatte ein anderer Wissenschaftler mich gebeten, ein Buch mit ihm zu schreiben, und verrückterweise war es damals um dasselbe Thema gegangen: Geschlecht und Gehirn. Das Projekt kam letztlich nie zustande, aber während ich es in Erwägung zog, las ich mich mehrere Monate in das Thema ein. Trotzdem lag noch ein enormer Lernprozess vor mir, bis ich vollständig vom Mosaikkonzept im Hinblick auf Geschlecht, Gender und Gehirn überzeugt war. Ich bin

Daphna dankbar für dieses faszinierende intellektuelle Abenteuer.

Ich möchte einige Schritte in der Chronologie zurückgehen und einigen Menschen danken, die entscheidende Rollen in meinem Werdegang als Wissenschaftsautorin gespielt haben.

In meiner Kindheit in Moskau, das damals hinter dem Eisernen Vorhang lag, waren alle ausländischen Filme ins Russische übersetzt worden, der Zugang zu Büchern auf Englisch war begrenzt, und Kontakt mit Ausländer*innen war gefährlich. Trotz dieser sprachlich sterilen Umgebung halfen mir zwei wunderbare Lehrerinnen, Inna Aronovna Cohn und die verstorbene Anna Pavlovna Maslova, Englisch zu lernen – die Sprache, in der ich heute schreibe.

Jahre später, ich lebte mittlerweile in Israel, gab mir der Autor und Herausgeber Mikhail Heifetz meinen ersten Schreibauftrag: eine Rezension für ein Jerusalemer Magazin.

William E. Burrows, alias »Mom«, gründete das New York University's Science, Health an Environmental Reporting Program, das mir ermöglichte, mit dem Wissenschaftsjournalismus zu beginnen.

Jane Nevins, damals Herausgeberin bei der Dana Press, vermittelte mir die Zuversicht, dass ich Bücher schreiben könnte.

Ich hatte das Glück, die mittlerweile verstorbene Rinna Samuel als Mentorin zu haben, die einige Jahre lang meine Arbeit auf meine Bitte hin durchsah und mich an ihrer bemerkenswerten herausgeberischen Weisheit teilhaben ließ.

DAPHNA UND LUBA

Großen Dank schulden wir Eva Illouz, die uns einander vorstellte. Wir danken ihr für das aufschlussreiche Feedback zum Manuskript in den anfänglichen Stadien.

Einige andere Freundinnen und Kolleginnen schenkten uns großzügigerweise ihre Zeit, lasen verschiedene Versionen des gesamten Manuskripts und gaben unzählige wertvolle Kommentare ab. Insbesondere möchten wir Baat Enosh, Eda Goldstein, Navah Haber-Schaum und Riza Jungreis danken.

In Deborah Harris fanden wir die Agentin unserer Träume. Sie war aufgeschlossen, als wir anfangs ein extrem kurzes Buch schreiben wollten, stand hinter dem Projekt, als wir das Manuskript auf die endgültige Länge brachten, und führte es mit beeindruckender Expertise in jedem nur denkbaren Aspekt des Verlagswesens bis zur Fertigstellung.

Bei Little, Brown & Company möchten wir Tracey Behar für ihre frühe Begeisterung danken und Marisa Vigilante für ihre scharfsinnigen redaktionellen Kommentare. Janet Byrne hat hervorragende Arbeit beim Redigieren des Manuskripts geleistet. Das gesamte Team von Little, Brown & Company begleitete uns auf effiziente, professionelle und angenehme Art und Weise durch den gesamten Produktionsprozess.

Zum Weiterlesen

Eliot, Lise. 2012. Wie verschieden sind sie? Die Gehirnentwicklung bei Mädchen und Jungen. Berlin: Berlin Verlag.

Fausto-Sterling, Anne. 2000. Sexing the Body: Gender Politics and the Construction of Sexuality. New York: Basic Books.

——. 2012. Sex/Gender: Biology in a Social World. The Routledge Series Integrating Science and Culture. New York: Routledge.

Fine, Cordelia. 2012. Die Geschlechterlüge. Die Macht der Vorurteile über Frau und Mann. Stuttgart: Klett-Cotta.

——. 2017. Testosterone Rex: Myths of Sex, Science, and Society. New York: W.W. Norton & Company.

Jordan-Young, Rebecca M. 2011. Brain Storm: The Flaws in the Science of Sex Differences. Cambridge, MA: Harvard University Press.

Richardson, Sarah S. 2013. Sex Itself: The Search for Male and Female in the Human Genome. Chicago: University of Chicago Press.

Rippon, Gina. 2019. The Gendered Brain: The New Neuroscience That Shatters the Myth of the Female Brain. London: Penguin Books.

Saini, Angela. 2018. Inferior: How Science Got Women Wrong and the New Research That's Rewriting the Story. Boston: Beacon Press.

Schiebinger, Londa. 1993. Schöne Geister. Frauen in den Anfängen der modernen Wissenschaft. Stuttgart: Klett-Cotta.

Daphna Joels Publikationen über Geschlecht, Gehirn und Gender

Joel, Daphna und R. Tarrasch. 2010. The risk of a wrong conclusion – on testosterone and gender differences in risk aversion and career choices. *Proceedings of the National Academy of Sciences, USA* 107: E19.

Joel, Daphna. 2011. Male or female? Brains are intersex. *Frontiers in Integrative Neuroscience* 5: 57.

Joel, Daphna. 2012. Genetic-gonadal-genitals sex (3G-sex) and the misconception of brain and gender, or, why 3G-males and 3G-females have intersex brain and intersex gender. *Biology of Sex Differences* 3: 27.

Joel, Daphna, R. Tarrasch, Z. Berman, M. Mukamel und E. Ziv. 2013. Queering gender: Studying gender identity in the normative population. *Psychology & Sexuality* 5: 291–321.

Joel, Daphna und D. Yarimi. 2014. Consciousness-raising in a gender conflict group. *International Journal of Group Psychotherapy* 64: 48–69.

Joel, Daphna. 2014. Reaktion auf Nina K. Thomas and J. Scott Rutan: Is the personal political? And who benefits from believing it is not? *International Journal of Group Psychotherapy* 64: 83–89.

Joel, Daphna und R. Yankelevitch-Yahav. 2014. Reconceptualizing sex, brain and psychopathology: Interaction, interaction, interaction. *British Journal of Pharmacology* 171: 4620–35.

Joel, Daphna. 2014. Sex, Gender, and Brain – a Problem of Conceptualization. In Schmitz, Sigrid und G. Höppner, Hrsg. *Gendered Neurocultures. Feminist and Queer Perspectives on Current Brain Discourses*, 169–86. Wien: Zaglossus.

Joel, Daphna und R. Tarrasch. 2014. On the mis-presentation and misinterpretation of gender-related data: The case of Verma's human connectome study. *Proceedings of the National Academy of Sciences, USA* 111: E637.

Fine, Cordelia, D. Joel, R. Jordan-Young, A. Kaiser und G. Rippon. 15. Dezember 2014. »Why Males ≠ Corvettes, Females ≠ Volvos, and Scientific Criticism ≠ Ideology.« Reaktion auf »Equal ≠ The Same: Sex Differences in the Human Brain.« *Cerebrum*. https://figshare.com/articles/Why_Males_Corvettes_Females_Volvos_and_Scientific_Criticism_Ideology_A_Response_to_Equal_The_Same_Sex_Differences_in_the_Human_Brain_/1321277.

Joel, Daphna, Z. Berman, I. Tavor, N. Wexler, O. Gaber, Y. Stein, N. Shefi, J. Pool, S. Urchs, D. Margulies, F. Liem, J. Hänggi, L. Jäncke und Y. Assaf. 2015. Sex beyond the genitalia: The human brain mosaic. *Proceedings of the National Academy of Sciences, USA* 112(50): 15468–73.

Joel, Daphna. 2015. The NIH call to consider sex as a biological variable is conceptually »captured« in the »sex differences« paradigm. *Catalyst* 1: 4–5.

Joel, Daphna, A. Persico, J. Hänggi, J. Pool und Z. Berman. 2016. Antwort auf Del Guidice et al., Chekroud et al. und Rosenblatt: Do brains of females and males belong to two distinct populations? *Proceedings of the National Academy of Sciences, USA* 113(14): E1969–70.

Joel, Daphna, J. Hänggi und J. Pool. 2016. Antwort auf Glezerman: Why differences between brains of females and brains of males do not «add up« to create two types of brains. *Proceedings of the National Academy of Sciences, USA* 113(14): E1972.

Joel, Daphna und A. Fausto-Sterling. 2016. Beyond sex differences:

New approaches for thinking about variation in brain structure and function. *Philosophical Transactions of the Royal Society* B 371: 20150451.

Joel, Daphna. 2016. Captured in terminology: Sex, sex categories, and sex differences. *Feminism & Psychology* 26:335–45.

Joel, Daphna und M.M. McCarthy. 2017. Circumspective: Incorporating sex as a biological variable in neuropsychiatric research: Where are we now and where should we be? *Neuropsychopharmacology* 42: 379–85.

Rippon, Gina, R. Jordan-Young, A. Kaiser, D. Joel und C. Fine. 2017. Leserbrief: Journal of neuroscience research policy on addressing sex as a biological variable: Comments, clarifications, and elaborations. *Journal of Neuroscience Research* 95: 1357–59.

Fine, Cordelia, J. Dupre und D. Joel. 2017. Sex-linked behavior: Evolution, stability, and variability. *Trends in Cognitive Sciences* 21: 666–73.

Hyde, Janet Shibley, R. Bigler, D. Joel, C. Tate und S. van Anders. 2018. The future of sex and gender in psychology: Five challenges to the gender binary. *American Psychologist* 74: 171–93.

Jacobson, Roi und D. Joel. 2018. An exploration of the relations between self-reported gender identity and sexual orientation in an online sample of cisgender individuals. *Archives of Sexual Behavior* 47: 2407–26.

Jacobson, Roi und D. Joel. 2018. Self-reported gender identity and sexuality in an online sample of cisgender, transgender and gender-diverse individuals: An exploratory study. *Journal of Sex Research* 56: 249–63.

Joel, Daphna, A. Persico, M. Salhov, Z. Berman, S. Oligschläger, I. Meilijson und A. Averbuch. 2018. Analysis of human brain structure reveals that the brain »types« typical of males are also typical of females, and vice versa. *Frontiers in Human Neuroscience* 12: 399.

Fine, Cordelia, D. Joel und G. Rippon. 2019. Eight things you need to know about sex, gender, brains, and behavior: A guide for academics, journalists, parents, gender diversity advocates, social justice warriors, tweeters, Facebookers, and everyone else not otherwise specified. *Scholar & Feminist Online* 15.2.

Joel, Daphna. 2020. Beyond sex differences and a male-female continuum: Mosaic brains in a multidimensional space. In Lanzenberger, Rupert, G. S. Kranz und I. Savic, Hrsg. *Handbook of Clinical Neurology,* 3rd Series, Sex Differences in Neurology and Psychiatry, Kapitel 2. Amsterdam: Elsevier.

Joel, Daphna, A. Garcia-Falgueras und D. Swaab. 2020. The complex relationship between sex and the brain. *Neuroscientist* 26:156–169.

Shalev, Guy, R. Admon, Z. Berman und D. Joel. 2020. A mosaic of sex-related structural changes in the human brain following exposure to real-life stress. *Brain Structure & Function* 225: 461–466. https://doi.org/10.1007/s00429-019-01995-6.

Alon, Nitay, I. Meilijson und D. Joel. 2020. Testing the masculinization hypothesis in a sample of 23,935 human brains. *bioRxiv*. doi: https://doi.org/10.1101/2020.11.09.373258.

Joel, Daphna. 2021. Beyond the binary: Rethinking sex and the brain. *Neuroscience and Biobehavioral Reviews* 122: 165-175.

Saguy, Tamar, M. Reifen Tagar und D. Joel. 2021. The Gender-Binary Cycle: The perpetual relations between a biological-essentialist view of gender, gender ideology, and gender-labeling and sorting. *Phil. Trans. R. Soc. B.* 376: 20200141, doi: http://doi.org/10.1098/rstb.2020.0141.

Anmerkungen

TEIL 1: GESCHLECHT UND GEHIRN

Kapitel 1: Mein Erwachen

1 Marwha, D., M. Halari und L. Eliot. 2017. Meta-analysis reveals a lack of sexual dimorphism in human amygdala volume. Neuroimage 147: 282–94.

Kapitel 2: Eine Geschichte verdrehter Tatsachen

1 Molière. 2004. Die gelehrten Frauen. Stuttgart: Reclam, 29.
2 Schiebinger, L. 1993. Schöne Geister. Frauen in den Anfängen der modernen Wissenschaft. Stuttgart: Klett-Cotta, 304. Hervorhebungen im Original.
3 Ebd., 311–12.
4 Ebd., 302.
5 Shields, S. A. 1975. Functionalism, Darwinism, and the psychology of women: A study in social myth. American Psychologist 30: 739–54.
6 Zitiert in Blum, D. 1997. Sex on the Brain. New York: Penguin Books, 38.
7 Romanes, G. J. 1887. Mental differences between men and women. Nineteenth Century 21: 654–72. Zitiert in Shields, Functionalism, Darwinism, and the psychology of women.

8 Mazón, P. M. 2003. Gender and the Modern Research University: The Admission of Women to German Higher Education, 1865–1914. Palo Alto, CA: Stanford University Press, 89.

9 Shields, Functionalism, Darwinism, and the psychology of women.

10 Ebd.

11 Patrick, G.T.W. 1895.The psychology of women. Popular Science Monthly 47: 212. Zitiert in Shields, Functionalism, Darwinism, and the psychology of women.

12 Schiebinger, Schöne Geister, 14.

Kapitel 3: Die Unterschiede häufen sich

1 Die knapp einstündige Diskussion ist verfügbar unter www.youtube.com/watch?v=64fPSH5qqS4. Letzter Zugriff 17. Januar 2019.

2 Ruigrok, A. N. V. et al. 2014. A meta-analysis of sex differences in human brain structure. Neuroscience & Biobehavioral Reviews 39: 34–50.

3 Ritchie, S. J. et al. 2018. Sex differences in the adult human brain: Evidence from 5,216 UK Biobank participants. Cerebral Cortex 28(8): 2959–75.

4 Ebd.

5 Shaywitz, B. A. et al. 1995. Sex differences in the functional organization of the brain for language. Nature 373(6515): 607–9.

6 Sommer, I. E. 2008. Sex differences in handedness, asymmetry of the planum temporale and functional language lateralization. Brain Research 1206: 76–88.

Kapitel 4: Anlage oder Umwelt?

1 Gilmore, J. H., R.C. Knickmeyer und W. Gao. 2018. Imaging structural and functional brain development in early childhood. Nature Reviews-Neuroscience 19(3): 123–37.

2 Maguire, E. A., K. Woollett und H.J. Spiers. 2006. London taxi drivers and bus drivers: A structural MRI and neuropsychological analysis. Hippocampus 16: 1091–1101.

3 Karni, A. et al. 1998. The acquisition of skilled motor performance: Fast and slow experience-driven changes in primary motor cortex. Proceedings of the National Academy of Sciences, USA 95(3): 861–68.

4 Turkeltaub, P. E. et al. 2003. Development of neural mechanisms for reading. Nature Neuroscience 6(7):767.

5 Goffman, E. 1981. Geschlecht und Werbung. Frankfurt/Main: Suhrkamp, 186.

6 Ebd., 39.

7 Richardson, S. S. 2013. Sex Itself: The Search for Male and Female in the Human Genome. Chicago: University of Chicago Press.

8 Hyde, J.S. et al. 2018. The future of sex and gender in psychology: Five challenges to the gender binary. American Psychologist 74: 171–93; van Anders, S. M. 2013. Beyond masculinity: Testosterone, gender/sex, and human social behavior in a comparative context. Frontiers in Neuroendocrinology 34: 198–210.

9 Van Anders, Beyond masculinity.

10 Abraham, E. et al. 2014. Father's brain is sensitive to childcare experiences. Proceedings of the National Academy of Sciences, USA 111(27): 9792–97.

TEIL 2: DAS MENSCHLICHE MOSAIK

Kapitel 5: Gehirne im Fluss

1 Shors, T. J., C. Chua und J. Falduto. 2001. Sex differences and opposite effects of stress on dendritic spine density in the male versus female hippocampus. Journal of Neuroscience 21(16): 6292–97.

2 Joel, D. und M.M. McCarthy. 2017. Incorporating sex as a biological variable in neuropsychiatric research: Where are we now and where should we be? Neuropsychopharmacology 42(2): 379–85. Abbildung 2 im Artikel zeigt eine Zusammenfassung der direkten und indirekten Einflüsse des Geschlechts.

3 Shors, T. J. 2002. Opposite effects of stressful experience on memory formation in males versus females. Dialogues in Clinical Neuroscience 4(2): 139–47.

4 Juraska, J. M. et al. 1985. Sex differences in the dendritic branching of dentate granule cells following differential experience. Brain Research 333(1): 73–80.

5 Joel, D. 2012. Genetic-gonadal-genitals sex (3G-sex) and the misconception of brain and gender, or, why 3G-males and 3G-females have intersex brain and intersex gender. Biology of Sex Differences 3: 27.

6 Reich, C. G., M.E. Taylor und M.M. McCarthy. 2009. Differential effects of chronic unpredictable stress on hippocampal CB1 receptors in male and female rats. Behavioural Brain Research 203(2): 264–69.

7 Garcia-Falgueras, A. et al. 2011. Galanin neurons in the intermediate nucleus (InM) of the human hypothalamus in relation to sex, age, and gender identity. Journal of Comparative Neurology 519(15): 3061–84.

8 Chung, W. C. J., G. J. De Vries und D. F. Swaab. 2002. Sexual differentiation of the bed nucleus of the stria terminalis in humans may extend into adulthood. Journal of Neuroscience 22(3): 1027–33.

Kapitel 6: Nicht allein durch das Geschlecht

1 Joel, D. 2011. Male or female? Brains are intersex. Frontiers in Integrative Neuroscience 5: 57; Joel, D. 2012. Genetic-gonadalgenitals sex (3G-sex) and the misconception of brain and gender, or, why 3G-males and 3G-females have intersex brain and intersex gender. Biology of Sex Differences 3: 27.

2 Juraska, J. M. 1991. Sex differences in »cognitive« regions of the rat brain. Psychoneuroendocrinology 16(13): 105–19.

3 Yankelevitch-Yahav, R. 2018. The effects of postnatal administration of the selective serotonin reuptake inhibitor fluoxetine on female and male rats. Dissertation bei D. Joel, Tel Aviv University.

4 Koss, W. A. et al. 2015. Gonadectomy before puberty increases the number of neurons and glia in the medial prefrontal cortex of female, but not male, rats. Developmental Psychobiology 57(3): 305–12.

5 McCarthy, M. M. und A. P. Arnold. 2011. Reframing sexual differentiation of the brain. Nature Neuroscience 14(6):677–83; McCarthy, M. M. et al. 2015. Surprising origins of sex differences in the brain. Hormones and Behavior 76:3–10.

6 Cahill, L. 1. April 2014. »Equal ≠ The Same: Sex Differences in the Human Brain.« Cerebrum. https://www.dana.org/article/reaction-to-equal-%e2%89%a0-the-same-sex-differences-in-the-human-brain/. Letzter Zugriff 17. Januar 2019.

7 Fine, C. et al. 15. Dezember 2014. »Why Males ≠ Corvettes, Females ≠ Volvos, and Scientific Criticism ≠ Ideology.« Reaktion auf »Equal ≠ The Same: Sex Differences in the Human Brain.«

Cerebrum. https://figshare.com/articles/Why_Males_Corvettes_Females_Volvos_and_Scientific_Criticism_Ideology_A_Response_to_Equal_The_Same_Sex_Differences_in_the_Human_Brain_/1321277. Letzter Zugriff 17. Januar 2019.

Kapitel 7: Das Mosaik des menschlichen Gehirns

1 Joel, D. et al. 2015. Sex beyond the genitalia: The human brain mosaic. Proceedings of the National Academy of Sciences, USA 112(50): 15468–73.
2 Ingalhalikar, M. et al. 2014. Sex differences in the structural connectome of the human brain. Proceedings of the National Academy of Sciences, USA 111(2): 823–28.
3 Sample, I. 2. Dezember 2013. »Male and Female Brains Wired Differently, Scans Reveal.« Guardian. www.theguardian.com/science/2013/dec/02/men-women-brains-wired-differently. Letzter Zugriff 17. Januar 2019.
4 Joel, Sex beyond the genitalia, 15468.
5 Bezüglich Reaktionen anderer Wissenschaftler auf meine Forschung siehe Denworth, L. 2017 (September). »Is there a ›female‹ brain?« Scientific American 317(3): 43. Dieser Artikel erschien in einer Sonderausgabe des Scientific American, »The New Science of Sex and Gender.«

Kapitel 8: Das Kaleidoskop

1 Jordan, K. et al. 2002. Women and men exhibit different cortical activation patterns during mental rotation tasks. Neuropsychologia 40(13): 2397–2408.
2 Weiss, E. et al. 2003. Sex differences in brain activation pattern during a visuospatial cognitive task: A functional magnetic resonance imaging study in healthy volunteers. Neuroscience Letters 344(3): 169–72.

3 Hugdahl, K., T. Thomsen und L. Ersland. 2006. Sex differences in visuo-spatial processing: An fMRI study of mental rotation. Neuropsychologia 44(9): 1575–83.
4 Halari, R. et al. 2006. Comparable fMRI activity with differential behavioural performance on mental rotation and overt verbal fluency tasks in healthy men and women. Experimental Brain Research 169(1): 1–14.
5 Carrillo, B. et al. 2010. Cortical activation during mental rotation in male-to-female and female-to-male transsexuals under hormonal treatment. Psychoneuroendocrinology 35(8): 1213–22.
6 Jordan-Young, R. M. 2011. Brain Storm: The Flaws in the Science of Sex Differences. Cambridge, MA: Harvard University Press.
7 David, S. P. et al. 2018. Potential reporting bias in neuroimaging studies of sex differences. Scientific Reports 8, Artikel 6082.

Kapitel 9: Vor dem Blind Date

1 Eagly, A. H. und W. Wood. 2013. The nature-nurture debates: 25 years of challenges in understanding the psychology of gender. Perspectives on Psychological Science 8(3): 340–57.

Kapitel 10: Seltene und häufige Gehirn»typen«

1 Baron-Cohen, S. 2002. The extreme male brain theory of autism. Trends in Cognitive Sciences 6(6): 248–54; Greenberg, D. M. et al. 2018. Testing the Empathizing-Systemizing theory of sex differences and the Extreme Male Brain theory of autism in half a million people. Proceedings of the National Academy of Sciences, USA 115(48): 12152–57.
2 Joel, D. et al. 2018. Analysis of human brain structure reveals that the brain »types« typical of males are also typical of females, and vice versa. Frontiers in Human Neuroscience 12: 399.

3 GenderSci blog. October 29, 2018. Interview mit Daphna Joel über ihren neuen Artikel »Analysis of Human Brain Structure Reveals That the Brain ›Types‹ Typical of Males Are Also Typical of Females, and Vice Versa.« https://projects.iq.harvard.edu/gendersci/joelqa. Letzter Zugriff 17. Januar 2019.

4 Koppel, M. et al. 2002. Automatically categorizing written texts by author gender. Literary and Linguistic Computing 17(4): 401–12.

Kapitel 11: Männer und Frauen im Stress

1 www.stressinamerica.org. Letzter Zugriff 24. Januar 2019.

2 Admon, R., et al. 2013. Stressinduced reduction in hippocampal volume and connectivity with the ventromedial prefrontal cortex are related to maladaptive responses to stressful military service. Human Brain Mapping 34: 2808–16.

3 Shalev, G., Admon, R. Berman Z. und D. Joel. 2020. A mosaic of sex-related structural changes in the human brain following exposure to real-life stress. Brain Structure & Function 225: 461–466. https://doi.org/10.1007/s00429-019-01995-6

4 »Gender and Stress« www.apa.org/news/press/releases/stress/2010/gender-stress. Letzter Zugriff 22. Januar 2019.

5 »Stress in AmericaTM Press Room.« www.apa.org/news/press/releases/stress/index. Letzter Zugriff 20. März 2019.

Kapitel 12: Das Mosaik menschlicher Gesundheit

1 Clayton, J. A. und F.S. Collins. 2014. NIH to balance sex in cell and animal studies. Nature 509(7500): 282–83.

2 Prendergast, B. J., K.G. Onishi und I. Zucker. 2014. Female mice liberated for inclusion in neuroscience and biomedical research. Neuroscience & Biobehavioral Reviews 40: 1–5; Becker, J. B., B.J. Prendergast und J.W. Liang. 2016. Female rats are not

more variable than male rats: A meta-analysis of neuroscience studies. Biology of Sex Differences 7: 34.
3 Clayton und Collins, NIH to balance sex.
4 »Every Cell Has a Sex« ist zum Beispiel der Titel von Teil II in Weizmann, T. A. und M.L. Pardue, Hrsg. 2001. Exploring the Biological Contributions to Health: Does Sex Matter? Washington, DC: National Academy Press.
5 Joel, D. und R. Yankelevitch-Yahav. 2014. Reconceptualizing sex, brain and psychopathology: Interaction, interaction, interaction. British Journal of Pharmacology 171(20): 4620–35; Hyde, J.S. et al. 2018. The future of sex and gender in psychology: Five challenges to the gender binary. American Psychologist 74: 171–93.
6 Gillies, G.E. und S. McArthur. 2010. Estrogen actions in the brain and the basis for differential action in men and women: A case for sex-specific medicines. Pharmacological Reviews 62: 155–98.
7 Hyde, The future of sex and gender.
8 Van Anders, S. M. 2013. Beyond masculinity: Testosterone, gender/sex, and human social behavior in a comparative context. Frontiers in Neuroendocrinology 34:198–210.
9 Coquelin, A. und C. Desjardins. 1982. Luteinizing hormone and testosterone secretion in young and old male mice. American Journal of Physiology 243(3): E257–63.
10 Fausto-Sterling, A. und D. Joel. 6. Dezember 2017. The Science of Difference: Let's Do It Right! Huffington Post. www.huffingtonpost.com/dr-anne-fausto-sterling/thescience-of-difference-lets-do-it-right_b_5372859.html. Letzter Zugriff 26. Januar 2019.
11 Joel, D. und A. Fausto-Sterling. 2016. Beyond sex differences: New approaches for thinking about variation in brain structure and function. Philosophical Transactions of the Royal Society B 371:20150451; Joel, D. und M.M. McCarthy. 2017. Incorporating sex as a biological variable in neuropsychiatric research: Where

are we now and where should we be? Neuropsychopharmacology 42(2): 379–85.
12 Stefanick, M. L. 2017. »Not Just for Men.« Scientific American 317(3): 52.
13 Richardson, S. S. et al. Opinion: Focus on preclinical sex differences will not address women's and men's health disparities. Proceedings of the National Academy of Sciences, USA 112(44): 13419–20.
14 Linde, C. et al. 2018. The interaction of sex, height, and QRS duration on the effects of cardiac resynchronization therapy on morbidity and mortality: An individual-patient data metaanalysis. European Journal of Heart Failure 20: 780–91.
15 Canto, J. G. und C. Kiefe. 2014. Age-specific analyses of breast cancer versus heart disease mortality in women. The American Journal of Cardiology 113(2):410–11.
16 Cheng, E.R. et al.2018. Prevalence of depression among fathers at the pediatric well-child care visit. JAMA Pediatrics 172(9): 882–83.

Kapitel 13: Das Mosaik des menschlichen Geistes

1 Joel, D. et al. 2015. Sex beyond the genitalia: The human brain mosaic. Proceedings of the National Academy of Sciences, USA 112(50): 15468–73.
2 Hyde, J. S. 2005. The gender similarities hypothesis. American Psychologist 60(6): 581–92; Hyde, J. S. 2014. Gender similarities and differences. Annual Review of Psychology 65: 373–98; Zell, E., Z. Krizan und S.R. Teeter. 2015. Evaluating gender similarities and differences using metasynthesis. American Psychologist 70(1): 10–20.
3 Carothers, B. J. und H.T. Reis. 2013. Men and women are from Earth: Examining the latent structure of gender. Journal of Personality and Social Psychology 104(2): 385–407.

TEIL 3: DAS PROBLEM MIT GENDER

Kapitel 14: Von der Zweiteilung der Geschlechter zum Mosaik

1 Terman, L. M. und C. C. Miles. 1936. Sex and Personality: Studies in Masculinity and Femininity. New York: McGraw-Hill, 1.

2 Ebd., 5.

3 Bem, S. L. 1974. The measurement of psychological androgyny. Journal of Consulting and Clinical Psychology 42(2): 155–62.

4 Spence, J. T., R.Helmreich und J. Stapp. 1975. Ratings of self and peers on sex role attributes and their relation to self-esteem and conceptions of masculinity and femininity. Journal of Personality and Social Psychology 32(1): 29–39.

5 Spence, J. T. 1993. Gender-related traits and gender ideology: Evidence for a multifactorial theory. Journal of Personality and Social Psychology 64(4): 624–35.

Kapitel 15: Genderillusionen

1 Henley, N. M. und M. LaFrance. 1984. Gender as culture: Difference and dominance in nonverbal behavior. In Wolfgang, A., Hrsg. Nonverbal Behavior: Perspectives, Applications, Intercultural Insights, 351–71. Ashland, OH: Hogrefe & Huber Publishers.

2 Hecht, M. A. und M. LaFrance. 1998. License or obligation to smile: The effect of power and sex on amount and type of smiling. Personality and Social Psychology Bulletin 24(12): 1332–42.

3 Berg, J. H., W. G. Stephan und M. Dodson. 1981. Attributional modesty in women. Psychology of Women Quarterly 5(5) Ergänzungsband: 711–27; Gould, R. J., and C. G. Slone. 1982. The »feminine modesty« effect: A self-presentational interpretation of sex differences in causal attribution. Personality and Social Psychology Bulletin 8(3): 477–85.

4 Eagly, A. H., W. Wood und L. Fishbaugh. 1981. Sex differences in conformity: Surveillance by the group as a determinant of male nonconformity. Journal of Personality and Social Psychology 40(2): 384–94.

5 McGlone, M. S. und J. Aronson. 2006. Stereotype threat, identity salience, and spatial reasoning. Journal of Applied Developmental Psychology 27(5): 486–93.

6 Die Künstlerin JeongMee Yoon erforscht in ihrem The Pink & Blue Project auf ziemlich eindrucksvolle Art und Weise die Farben, die mit weiblichen und männlichen Säuglingen assoziiert werden: http://www.jeongmeeyoon.com/aw_pinkblue.htm Letzter Zugriff 26. Januar 2019.

7 Shaked selbst setzte auf ihr gutes Aussehen in einem Wahlwerbespot von 2019, der sich über Extremismus-Anschuldigungen gegen ihre Partei, Israels Neue Rechte, lustig macht. Das Video zeigt Shaked als Fashionmodel, das Werbung für ein Faschismus-Parfüm macht. www.youtube.com/watch?v=kLlnZGj83vM. Letzter Zugriff 24. März 2019.

Kapitel 16: Binäre Gehirnwäsche

1 Joel, D. und I. Weiner. 1994. The organization of the basal gangliathalamocortical circuits: Open-interconnected rather than closed segregated. Neuroscience 63: 363–79.

2 Moss-Racusin, C. A. et al. 2012. Science faculty's subtle gender biases favor male students. Proceedings of the National Academy of Sciences, USA 109(41): 16474–79.

3 Seavey, C. A., P.A. Katz und Z.S. Rosenberg. 1975. Baby X: The effect of gender labels on adult responses to infants. Sex Roles 1(2): 103–9.

4 Lavy, V. und E. Sand. 2018. On the origins of gender gaps in human capital: Short- and long-term consequences of teachers' biases. Journal of Public Economics 167:263–79.

5 Bernstein, H. August 1, 1909. »Metchnikoff – ›the Apostle of Optimism‹ – on the Science of Living.« New York Times, SM4.
6 Bian, L., S.-J. Leslie und A. Cimpian. 2017. Gender stereotypes about intellectual ability emerge early and influence children's interests. Science 355(6323): 389–91.
7 Cimpian, A. und S.-J. Leslie. September 2017. »The Brilliance Trap.« Scientific American 317(3): 61–65.
8 Leslie, S.-J. et al. 2015. Expectations of brilliance underlie gender distributions across academic disciplines. Science 347(6219): 262–65.
9 Dieses Problem wird in den 2018 von der American Psychological Association herausgegebenen APA Guidelines for Psychological Practice with Boys and Men angesprochen. www.apa.org/monitor/2019/01/ce-corner.aspx?wpisrc=nl_lily&wpmm=1. Letzter Zugriff 22. Januar 2019.
10 Eliot, L. 2012. Wie verschieden sind sie? Die Gehirnentwicklung bei Mädchen und Jungen. Berlin: Berliner Taschenbuch Verlag BVT.
11 Wong, Y. J. et al. 2017. Meta-analyses of the relationship between conformity to masculine norms and mental health related outcomes. Journal of Counseling Psychology 64(1): 80–93.

TEIL 4: EINE WELT OHNE GENDER

Kapitel 17: Wie man Gendermythen entlarvt

1 Conger, K. 5. August 2017. »Exclusive: Here's the Full 10-Page Anti-Diversity Screed Circulating Internally at Google.« Gizmodo. https://gizmodo.com/exclusive-heres-the-full-10-pageanti-diversity-screed-1797564320. Letzter Zugriff 28. Januar 2019.

2 Su, R., J. Rounds und P.I. Armstrong. 2009. Men and things, women and people: A meta-analysis of sex differences in interests. Psychological Bulletin 135(6):859–84.
3 Hyde, J. S. 2005. The gender similarities hypothesis. American Psychologist 60(6): 581–92.
4 Vullioud, C. et al. 2019. Social support drives female dominance in the spotted hyaena. Nature Ecology & Evolution 3(1): 71–76.
5 Tay, L., R. Su und J. Rounds. 2011. People –things and data –ideas: Bipolar dimensions? Journal of Counseling Psychology 58(3): 424–40.
6 Hyde, The gender similarities hypothesis.
7 Fine, C. 2017. Testosterone Rex: Myths of Sex, Science, and Society New York: W.W. Norton & Company, 116.
8 Hyde, The gender similarities hypothesis.
9 Peters, M. et al. 2007. The effects of sex, sexual orientation, and digit ratio (2D:4D) on mental rotation performance. Archives of Sexual Behavior 36: 251–60.
10 Johnson, P. A., S.E. Widnall und F.F. Benya, Hrsg. 2018. Sexual Harassment of Women: Climate, Culture, and Consequences in Academic Sciences, Engineering, and Medicine. A Consensus Study Report. Washington, DC: The National Academies Press.
11 Benner, K. 30. Juni 2017. »Women in Tech Speak Frankly on Culture of Harassment.« New York Times. www.nytimes.com/2017/06/30/technology/women-entrepreneurs-speak-out-sexual-harassment. html. Letzter Zugriff 13. Januar 2019.

Kapitel 18: Das Verschmelzen der Geschlechter

1 Dongning, R., Z. Haotian und F. Xiaolan. 2009. A deeper look at gender difference in multitasking: Gender-specific mechanism of cognitive control. 2009 Fifth International Conference on Natural Computation. https://ieeexplore.ieee.org/document/5364739. Accessed January 26, 2019; Mäntylä, T. 2013.

Gender differences in multitasking reflect spatial ability. Psychological Science 24(4):514–20; Buser, T. und N. Peter. 2012. Multitasking. Experimental Economics 15(4): 641–55.

2 Sanger, T. 2008. Queer(y)ing Gender and Sexuality: Transpeople's Lived Experiences and Intimate Partnerships. In Moon, L., Hrsg. Feeling Queer or Queer Feelings? Radical Approaches to Counseling Sex, Sexualities and Genders, 72–88. London: Routledge.

3 Joel, D. et al. 2013. Queering gender: Studying gender identity in the normative population. Psychology & Sexuality 5(4):291–321.

4 Jacobson, R. und D. Joel. 2018. An exploration of the relations between self-reported gender identity and sexual orientation in an online sample of cisgender individuals. Archives of Sexual Behavior 47: 2407–26.

5 Statement vom 26. Mai 2010 über die Ent-Psychopathologisierung von Gender-Vielfalt. www.wpath.org/policies. Letzter Zugriff 15. Januar 2019.

6 Jacobson, R. und D. Joel. 2018. Self-reported gender identity and sexuality in an online sample of cisgender, transgender and gender-diverse individuals: An exploratory study. Journal of Sex Research 56: 249–63.

7 Siebler, K. 2012. Transgender transitions: Sex/gender binaries in the digital age. Journal of Gay & Lesbian Mental Health 16(1): 74–99.

8 Martin, C. L. et al. 2017. A dual identity approach for conceptualizing and measuring children's gender identity. Child Development 88(1): 167–82.

Kapitel 19: Geschlechtsneutrale Erziehung

1 Martin, C. L., D. N. Ruble und J. Szkrybalo. 2002. Cognitive theories of early gender development. Psychological Bulletin 128(6): 903–33.

2 Shutts, K. et al. 2017. Early preschool environments and gender: Effects of gender pedagogy in Sweden. Journal of Experimental Child Psychology 162: 1–17.

3 Barry, E. 24. März 2018. »In Sweden's Preschools, Boys Learn to Dance and Girls Learn to Yell.« New York Times. www.nytimes.com/2018/03/24/world/europe/sweden-gender-neutral-preschools.html. Letzter Zugriff 13. Januar 2019.

4 Ebd.

5 Shutts, Early preschool environments and gender.

6 No More Boys and Girls: Can Our Kids Go Gender Free? www.youtube.com/watch?v=wN5R2LWhTrY und www.youtube.com/watch?v=cp9Z26YgIrA. Letzter Zugriff 30. März 2019.

7 National Association for Single-Sex Public Education. www.singlesexschools.org. Letzter Zugriff 30. März 2019.

Kapitel 20: Die Genderbefreiung unserer Kinder

1 Cabrera, N. J., J.D. Shannon und C. Tamis-LeMonda. 2007. Fathers' influence on their children's cognitive and emotional development: From toddlers to pre-K. Applied Development Science 11(4): 208–13.

2 Cools, S., J.H. Fiva und L.J. Kirkebøen. 2015. Causal effects of paternity leave on children and parents. The Scandinavian Journal of Economics 117(3):801–28.

3 Verweise auf spezifische Studien finden sich in Vaterschaftsurlaub- und Elternzeitregelungen der Europäischen Union; hier ein Dokument der Europäischen Kommission: https://eur01.safelinks.protection.outlook.com/?url=https%3A%2F%2Fpublications.europa.eu%2Fen%2Fpublication-detail%2F-%2Fpublication%2Fa8464ad8-9abf-11e8-a408-01aa75ed71a1%2Flanguage-en&data=02%7C01%7CLouise.McKeever%40octopusbooks.co.uk%7Cf4d b94f ec89248a9b67c08d6c98c9831%7Cf881a2c50a89483181b1c7846c49594d%7C1%7C0%7C63691800303423977

5&sdata=ND7vFWuod4zy9x8rBJVYYB2o3cF5Nbcox5giRCQPoAc %3D&reserved=0«; https://publications.europa.eu/en/publication-detail/-/publication/a8464ad8-9abf-11e8-a408-01aa75ed71a1/language-en); http://www.fatherhoodinstitute.org/2014/fi-research-summary-paternity-leave. Letzter Zugriff 5. Mai 2019.

4 Arnalds, A. A., G. B. Eydal und I. V. Gíslason. 2013. Equal rights to paid parental leave and caring fathers – the case of Iceland. Icelandic Review of Politics and Administration 9(2): 323–44.

5 Dex, S. und H. Ward. 2007. Parental care and employment in early childhood. London: Equal Opportunities Commission, Working Paper 7; Huerta, M. et al. 2013. Fathers' leave, fathers' involvement and child development: are they related? Evidence from Four OECD Countries, OECD Social, Employment, and Migration Working Papers, 140.

Kapitel 21: Genderbewusstsein

1 Joel, D. und D. Yarimi. 2014. Consciousness-raising in a gender conflict group. International Journal of Group Psychotherapy 64: 48–69.

2 Umfrage unter erwachsenen US-Amerikanern, durchgeführt vom 8. bis 21. August und vom 14. bis 28. September 2017. »On Gender Differences, No Consensus on Nature vs. Nurture.« https://www.pewsocialtrends.org/2017/12/05/on-gender-differences-no-consensus-on-nature-vs-nurture/. Letzter Zugriff 18. Januar 2019.

3 Heilman, M. E. et al. 2004. Penalties for success: Reactions to women who succeed at male gender-typed tasks. Journal of Applied Psychology 89(3):416–27.

Kapitel 22: Aktiv werden

1 Goldin, C. und C. Rouse. 2000. Orchestrating impartiality: The impact of »blind« auditions on female musicians. American Economic Review 90(4):715–41.

2 »Orchestrating Impartiality: The Impact of ›Blind‹ Auditions on Female Musicians.« http://gap.hks.harvard.edu/orchestratingimpartiality-impact-%E2%80%9Cblind%E2%80%9D-auditionsfemale-musicians. Letzter Zugriff 20. März 2019.

3 Wir danken Diana Lipton für diesen Kommentar.

4 Vikhanski, L. 2016. Immunity: How Elie Metchnikoff Changed the Course of Modern Medicine. Chicago: Chicago Review Press.

5 Bigler, R. S. und C. Leaper. 2015. Gendered language: Psychological principles, evolving practices, and inclusive policies. Policy Insights from the Behavioral and Brain Sciences 2(1): 187–94.

6 National Science Foundation, data for 2004–2014. www.nsf.gov/statistics/2017/nsf17310/static/data/tab5-1.pdf. Letzter Zugriff 13. Januar 2019.

7 Klawe, M. 6. Oktober 2015. »Opinion: How Can We Encourage More Women to Study Computer Science?« Newsweek. www.newsweek.com/how-can-we-encourage-more-womenstudy-computer-science-341652. Letzter Zugriff 13. Januar 2019.

8 Leitartikel 2016. Women need to be seen and heard at conferences. Nature 538(7625): 290.

9 BiasWatchNeuro, »Summarizing 3.33 Years of BWN: We've Moved the Needle!« 29. Dezember 2018. https://biaswatchneuro.com/2018/12/29/summarizing-3-33-years-of-bwn-wevemoved-the-needle/. Letzter Zugriff 22. Januar 2019.

10 Acosta, R. V. und L.J. Carpenter. 2014. Women in Intercollegiate Sport: A Longitudinal, National Study Thirty-Seven-Year Update 1977–2014. www.acostacarpenter.org. Letzter Zugriff 15. Januar 2019.

11 »Women on Boards of Government and Public Companies« Aliza Lavie vorgelegt, der damaligen Vorsitzenden des Komitees für die Stellung der Frau und Geschlechtergerechtigkeit der Knesset (Hebräisch). 25. Juli 2013. https://fs.knesset.gov.il/globaldocs/MMM/e2ef6d8d-f1f7-e411-80c8-00155d01107c/2_e2ef6d8d-f1f7-e411-80c8-00155d01107c_11_9948.pdf. Letzter Zugriff 22. Januar 2019.

12 Aydin, R. 30. September 2018. »California Will Require Women on Corporate Boards under Bill Signed by Brown.« San Francisco Chronicle. www.sfchronicle.com/business/article/California-will-require-women-on-corporate-boards-13270213.php. Letzter Zugriff 17. Januar 2019.

Kapitel 23: Vision

1 Um sich die Vielfalt der Zusammensetzung menschlicher Familien zu vergegenwärtigen, lohnt es sich, What the World Eats, von Faith D'Aluisio, Autorin, und Peter Menzel, Fotograf, anzuschauen (Tricycle Press, 2008), mit Porträts von 25 Familien aus 21 Ländern aus aller Welt. Um etwas über eine familiäre Struktur zu erfahren, die sich deutlich von der westlichen heteronormativen unterscheidet: »Where Women Reign: An Intimate Look Inside a Rare Kingdom,« von Alexandra Genova, in National Geographic. www.nationalgeographic.com/photography/proof/ 2017/08/portraits-of-chinese-Mosuo-matriarchs/. Letzter Zugriff 19. Januar 2019.

Register